WEIAIFANGYUZHI

丛书总主编　谢英彪

本书主编　唐暮白　谢英彪

编著　丁海　黄衍强　杨　钧

　　　张学成　邱菊

胃癌与治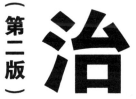（第二版）

U0290717

西安交通大学出版社
XI'AN JIAOTONG UNIVERSITY PRESS

内容简介

胃癌是一个严重危害我国人民健康的常见病,应引起重视。如果早期发现胃癌,就能及时手术切除和积极治疗。一旦确诊是胃癌以后,常常要根据胃癌患者的具体情况来作出决定。目前对于早期胃癌患者应做根治性切除手术,这是有可能治愈胃癌的唯一方法。本书从对胃癌的认识谈起,主要介绍了胃癌的科学养生、饮食防治、合理运动、心理调适以及中西医防治等方面的内容,是一本适合大众阅读的健康教育读物。

图书在版编目(CIP)数据

胃癌防与治 / 谢英彪主编 . —2 版 . —西安:西安交通大学出版社,2013.8
(常见疾病防与治丛书)
ISBN 978 - 7 - 5605 - 5582 - 9

Ⅰ.①胃… Ⅱ.①谢… Ⅲ.①胃癌—防治 Ⅳ.①R735.2

中国版本图书馆 CIP 数据核字(2013)第 195595 号

书　　名	胃癌防与治(第二版)
丛书总主编	谢英彪
本书主编	唐暮白　谢英彪
责任编辑	王华丽　吴　杰

出版发行　西安交通大学出版社
　　　　　(西安市兴庆南路 10 号　邮政编码 710049)
网　　址　http://www.xjtupress.com
电　　话　(029)82668357　82667874(发行中心)
　　　　　(029)82668315　82669096(总编办)
传　　真　(029)82668280
印　　刷　陕西奇彩印务有限责任公司

开　　本　727mm×960mm　1/16　印张 8.75　字数 108 千字
版次印次　2013 年 8 月第 2 版　2013 年 8 月第 1 次印刷
书　　号　ISBN 978 - 7 - 5605 - 5582 - 9/R·338
定　　价　22.00 元

读者购书、书店添货、如发现印装质量问题,请与本社发行中心联系、调换。
订购热线:(029)82665248　(029)82665249
投稿热线:(029)82665546
读者信箱:xjtumpress@163.com

常见疾病防与治丛书
编委会名单

主　编：谢英彪

副主编：王金勇　林傲梵　林秉汉

编　委：（以姓氏笔画为序）

　　　　冉颖卓　张金浩　张雪真

　　　　金黑鹰　姚奉文　徐　蕾

　　　　唐暮白　聂　宏

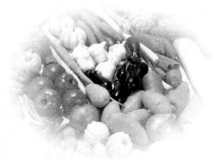

「医者当须先洞晓病源，知其所犯，以食治之；食疗不愈，然后命药。」

——唐代大医学家孙思邈

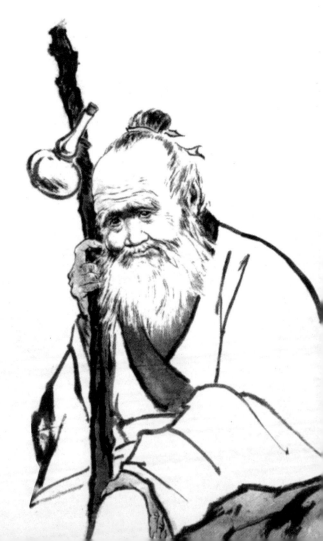

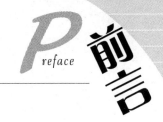

谢英彪·2009.10

胃癌是指发生在胃黏膜上皮组织的恶性肿瘤，是人体中最常见、最多发、危害最大的恶性肿瘤之一。胃癌具有起病隐匿、早期常因无明显症状而漏诊、易转移与复发、预后差等特点，应引起重视。

如果我们能减少致癌物质进入体内，增加抗癌抑癌物质的摄取，增强机体的免疫机能，就能预防胃癌。如果能在胃癌形成和发展过程中的早期发现胃癌，就能及时手术切除和积极治疗，以取得满意疗效。

胃癌的治疗效果至今仍不够满意。这一方面是由于胃癌发病原因尚不清楚，不能在其发病前加以预防；另一方面是多数病例确诊时已属中晚期，疗效自然欠佳。因此早期诊断仍是提高胃癌治疗效果的关键。

胃癌确诊以后，医生常常要根据胃癌患者的具体情况来作出决定。目前对于早期胃癌患者应做根治性切除手术，这是有可能治愈胃癌的唯一治疗方法，在这点上不存在任何异议。Ⅰ期胃癌的手术治愈率约在90%左右，Ⅱ期胃癌也可以达到70%左右。对于较晚期的患者，将主要的肿瘤切除后可以为手术后的中西药物治疗奠定基础，创造有利的条件。所以，胃癌一经确诊，手术治疗是第一位的。只要胃癌患者全身情况允许，而且没有广泛的远处转移，都应积极争取手术治疗将肿瘤切除。

我们组织了长期在临床第一线的有关医学专家和医学科普作家共同编写了这本《胃癌防与治》，其目的正是希望人们从生活的方方面面关注癌症，摒弃不健康的生活方式，改变不卫生的生活陋习，打造良好的生活环境，培育健康的生命，以提高生命的质量。本书从对胃癌的认识谈起，主要介绍了胃癌患者的科学养生、饮食防治、合理运动、心理调适以及中西医防治等方面的内容，是一本适合大众阅读的健康教育读物。

本书内容通俗易懂，文字轻松活泼，使知识性、趣味性、科学性和可读性较好地结合，以满足不同文化层次、不同职业、不同年龄读者的需求，也可供基层临床医护人员参考。

愿《胃癌防与治》成为您和您的家人防治胃癌的良师益友。

C目录
Ontents

1. 认识胃癌

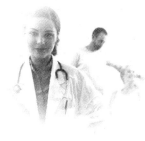

2. 科学养生防治胃癌

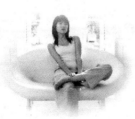

3. 科学饮食防治胃癌

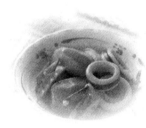

4. 合理运动、心理调适防治胃癌

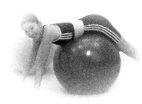

5. 西医防治胃癌

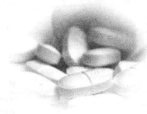

6. 中医防治胃癌

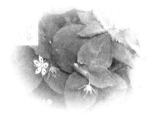

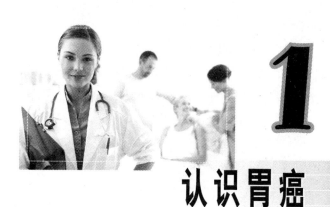

认识胃癌

什么是胃癌

胃癌是指发生在胃黏膜上皮组织的恶性肿瘤，是人体中最常见、最多发、危害最大的恶性肿瘤之一。胃癌发病率和死亡率在我国恶性肿瘤中名列前茅，在世界上亦属高发之列。胃癌好发年龄为40~60岁之间；男女性别之比约为2:1。胃癌的发病部位以胃窦部最多见，其次为胃底贲门、胃体部。胃癌形成之后，癌细胞可向周围组织浸润而直接蔓延，也可侵入淋巴管、血管及自然腔道而形成转移，一般以直接侵犯毗邻器官和淋巴结转移为多见。癌瘤不断生长导致患者死亡的常见原因为恶病质、全身衰竭，其次为胃出血、胃穿孔等。

胃癌的生长是一种不规则的浸润性生长，不像正常胃黏膜那样生长、衰老和更新，也不像良性肿瘤那样生长缓慢，而是生长迅速，很快形成肿块，并向四周浸润。癌组织由于供血不足，往往易发生坏死出血，呈现溃疡状或穿孔；亦可沿胃壁向四周扩散而使胃壁变厚变硬，进而侵犯全胃以致形成"皮革胃"；如突破胃壁浆膜层，可侵犯邻近的器官和组织，如胰腺等，而引起一系列的症状和不适；胃癌细胞还可通过淋巴系统、血液系统或直接播种于其他器官和组织，并迅

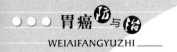
速生长以至破坏其功能，从而导致严重的后果。

　　胃癌具有起病隐匿，早期常因无明显症状而漏诊，易转移与复发，预后差等特点。我国胃癌发病率高且其死亡率又占各种恶性肿瘤之首位，因此，胃癌是一个严重危害我国人民健康的常见病，应引起重视。

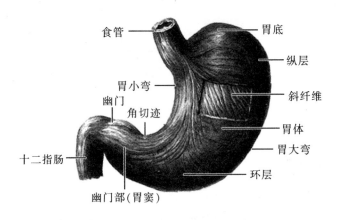

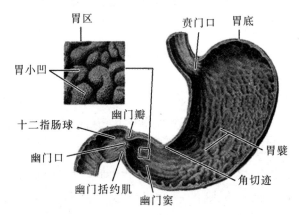

◆ 胃癌是怎样发生的

　　通过大量的研究发现，胃癌往往是经过一个相当长的阶段演变而来，而较少直接从正常的胃黏膜上皮发生。在发展到临床有明显表现之前称为癌前变化，包括两个方面：其一是癌前状态；其二是癌前病变。

胃癌组织是胃黏膜恶变而来，其细胞形态和结构与正常胃黏膜细胞有明显差异，而且差异越大，恶性程度越高，预后越差。大体形态也与正常胃黏膜差异明显。可突入胃腔，也可向胃壁以至胃壁外生长，还可转移到其它器官和组织，可呈菜花样、溃疡状等多种形态，总之，完全丧失了正常胃黏膜的形态和功能。

如果我们能减少致癌物质进入体内，增加抗癌抑癌物质的摄取，增强机体的免疫机能，就能预防胃癌。如果能在胃癌形成和发展过程中的早期发现胃癌，就能及时手术切除和积极治疗。事实上胃癌的发生发展需要数年之久，只要认真检查是能早期发现的。

胃癌好发于胃的哪些部位

胃癌好发于胃窦部，其次是胃底贲门部及胃体部。

▲胃癌发生部位与患者的生存率显著相关，以胃体部生存率最高，贲门胃底与广泛型最低，胃窦部居其间。

▲胃癌部位分布与直接蔓延、转移也有关，贲门胃底部癌以侵犯食管、肝及大网膜为主，胃体及胃窦部癌均以侵犯大网膜、肝及胰为主，但胃窦部侵犯十二指肠较其它部位为高。

▲胃癌的淋巴结转移以胃窦部最高，接下来依次为胃体部、广泛及贲门胃底部。

什么是胃的癌前状态

胃的癌前状态是指胃癌前期疾病，如慢性萎缩性胃炎、溃疡病、胃息肉、残胃炎及肥厚性胃炎等，这些良性胃病有可能发生胃癌。

慢性萎缩性胃炎是最常见的胃癌前状态，在胃癌高发区慢性萎缩性胃炎发病率显著增高，据全国胃癌流行病各胃癌高发区的调查结果表明，慢性萎缩性胃炎患病率与胃癌调整死亡率之间呈平行关系。国内外许多学者对慢性萎缩性胃炎进行时间不等的追踪随访观察，发生癌变者高达 10%。慢性萎缩性胃炎主要病理特征为黏膜慢性炎症和腺体萎缩，并常伴有胃黏膜肠化生和不典型增生。

此外，在慢性萎缩性胃炎患者的胃液中，pH 值及亚硝酸盐含量明显高于正常胃液，其原因可能由于胃腺体萎缩，胃酸分泌减少，胃内硝酸盐还原菌增多，使硝酸盐还原为亚硝酸盐，从而使亚硝胺类化合物在胃内合成增多而致癌。

及时发现胃的癌前状态，加强定期复查和采取预防措施，就能防止或早期发现胃癌。

✦ 什么是胃的癌前病变

恶性肿瘤的发生是一个逐渐演变的过程，人体上某些器官的一些良性病变容易出现细胞异常增生，具有恶性变化倾向，这些异常增生具有癌变倾向的病变称为癌前病变。癌前病变是恶性肿瘤发生前的一个特殊阶段，从理论上讲，所有恶性肿瘤都有癌前病变，但实际上，许多恶性肿瘤的癌前病变阶段难以被目前检查手段所发现。另外，并非所有癌前病变都会变成恶性肿瘤。胃的癌前病变包括以下几种。

胃黏膜异型增生 系指胃黏膜上皮的生长形态偏离了正常的组织结构和细胞分化，是主要的癌前病变。分为轻、中、重度 3 级，轻度可见于萎缩性胃炎、胃癌旁黏膜、胃溃疡旁黏膜及十二指肠溃疡患者的胃窦，中、重度异型增生主要见于胃癌旁胃黏膜。

胃黏膜肠上皮化生 指胃黏膜被肠上皮细胞代替，分为小肠型（完全肠化）和大肠型（不完全肠化）2 种。已发现大肠型肠化所含硫酸黏液可致胃癌。

癌前病变本身可以长期相对稳定、停止发展，甚或可以恢复正常，仅有一小部分由于癌前基因突变，逐步积累，最终发展成恶性肿瘤。因此，认识癌前病变，积极发现和治疗癌症病变，就可以阻止癌变，预防癌症的发生。这就是为什么医生常要求患者进一步检查或定期复查的缘故。

✦ 什么是早期、中期、晚期胃癌

早期胃癌　不论癌的大小，不管有无淋巴结转移，凡癌组织浸润限于胃黏膜层内或黏膜下层内的胃癌即为早期胃癌。早期胃癌常分为3型：①息肉型（又称隆起型），此型肿瘤自黏膜隆起，凸入胃腔，有蒂或广基，表面粗糙；②平坦型（又称胃炎型、表面型），此型肿瘤较浅表，没有显著的隆起或凹陷，面积较局限，直径在4厘米以下者又称局限型，面积较广泛，直径在5厘米以上者又称广泛型；③溃疡型（又称凹陷型），此型胃内有较明显的溃疡，溃疡周围黏膜或黏膜下层有癌变。有的早期胃癌可同时存在上述的两种表现。

中期胃癌　迄今中期胃癌未能单一列出进行研究和应用于临床，还是和晚期胃癌归入一起，称中晚期胃癌或进行期胃癌。胃癌从早期向晚期发展的不同阶段，其预后结果亦异。而在每一阶段又有其不同的临床、病理特点。中期胃癌，从病理角度认为是初期的进展胃癌，是胃癌发生发展蔓延过程的一断面；从临床角度去看，其术后五年生存率位于早期胃癌与晚期胃癌的中间位置。在临床上，熟悉和掌握中期胃癌的临床病理特点，提高诊断率和治疗率，是提高胃癌生存率的一个重要环节。

晚期胃癌　晚期胃癌是指癌组织经黏膜、黏膜下层、肌层浸润至浆膜下层、浆膜层及浆膜外的胃癌。晚期胃癌是胃癌发生发展的晚期阶段。从病理形态上看包括三个层次的癌浸润，即浆膜下、浆膜层、浆膜外的癌浸润。据病理组织学与预后关系的研究表明，不同浸润深

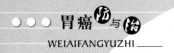

度的晚期胃癌，其预后亦异。因此，对晚期胃癌进行细致的病理组织学检查，对临床诊治和估计预后有重要意义。

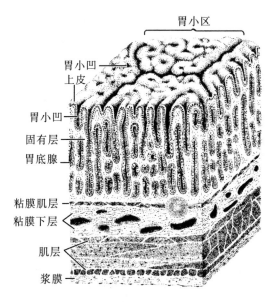

胃小区

胃小凹
上皮

胃小凹

固有层

胃底腺

粘膜肌层
粘膜下层

肌层

浆膜

✦ 什么是进行期胃癌

　　进行期胃癌是指癌组织浸润到黏膜下层以下的胃癌，亦是中期胃癌和晚期胃癌的总称，所以进行期胃癌又称中晚期胃癌。

　　临床上所看到的胃癌，多半是进行期胃癌。有关胃癌的概念和研究内容，很多是从进行期胃癌的研究中所获得的。所以，进行期胃癌这一概念，虽然其所包含的意义、病理形态、生物学特性等较庞杂，但已被广大学者所接受和理解，在当今胃癌防治研究中，占有相当重要的位置。

✦ 什么是胃的原位癌、黏膜内癌和黏膜下癌

　　原位癌　病理学上所述的原位癌是指癌组织仅限于上皮层内未突

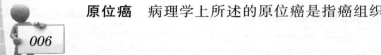

破基底膜的癌。

按照这一定义，胃的原位癌应是指癌细胞仅限于胃腺管内尚未突破腺管基底膜的癌。实际上，对胃的原位癌很难作出确切的病理诊断，因为在这种情况下区别是良性的重度异型增生，还是已成为恶性细胞是十分困难的。但对这样的病例，病理医生应该向临床医生报告出重度异型增生疑癌变，应提示临床上采取积极的治疗措施，这样做的结果会使患者受益，并能提高早期胃癌的发现率和生存率。

黏膜内癌　胃的黏膜内癌是指癌细胞已突破腺管基底膜、浸润到胃黏膜固有膜内，但尚未突破黏膜肌层的胃癌，亦是胃黏膜层内的浸润癌。

黏膜下癌　胃的黏膜下癌是指癌细胞已突破黏膜肌层，浸润到胃壁黏膜下层内的胃癌。

胃的黏膜内癌和黏膜下癌都属于早期胃癌，但二者的预后不同，黏膜内癌较黏膜下癌为好。

✦ 什么是微小胃癌、小胃癌

微小胃癌是指癌病灶最大直径在 5.0 毫米以下的胃癌。小胃癌是指癌病灶最大直径在 6~10 毫米内的胃癌。微小胃癌与小胃癌都属于特殊型早期胃癌。从临床诊断角度看，5.0 毫米以下的微小胃癌，用 X 线、内窥镜检查是不容易查到的，绝大部分是在切除标本上发现的，临床上所能发现的是 6~10 毫米的小胃癌。

及时准确地发现早期胃癌对提高胃癌整体治疗水平非常重要，也关系到每个胃癌患者的切身健康。但目前在所有确诊的胃癌患者中早期胃癌仅占 20%~30%，因此，提高早期胃癌的检出率是当务之急。随着胃癌诊断技术的进步，微小胃癌与小胃癌的发现日益增多，这不仅提高了早期胃癌的发现率，而且为研究胃癌的初发状态、组织发生提供了线索。

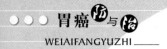
小 贴 士

什么是胃黏膜"一点癌"

胃黏膜"一点癌"是指胃黏膜活检时诊断为胃癌，但在切除的胃标本上却找不到癌组织的病例。

胃黏膜"一点癌"早在 1981 年第二届全国胃癌学术会议中曾经提出少数病例报道，以后各类似病例增多而引起了人们的注意。胃黏膜"一点癌"虽属于微小胃癌的范畴，但有其独特之处，应单独进行临床病理研究以提高对它的认识。

什么是再发胃癌

再发胃癌是指胃癌术后原癌灶有关病灶复发而言。

根据剖腹所见将再发胃癌分为淋巴结再发、腹膜再发、残胃再发和脏器再发。其中以腹膜种植转移最多，约占再发胃癌的 60%。实际上再发多以一种以上并存形式出现，因此确切分类十分困难。

从再发的位置上又可分为局部再发和远处再发两大类。局部再发指残胃、十二指肠断端、肝十二指肠韧带、胃周再发；远处再发包括腹膜种植、淋巴结转移和血行转移。

从再发的时间上可分早、中、远期再发。早期再发为术后 2 年以内，中期再发为术后 2~5 年，远期再发为术后 5 年以上。

影响胃癌再发的因素很多，但主要取决于原发胃癌的分期和有无淋巴结转移。即早期胃癌再发率低，时间晚，进行期胃癌再发率高且时间早；淋巴结无转移者再发晚，转移数越多，再发时间越早。

什么是残胃癌、残胃再发癌

残胃癌是指因良性疾患切除后，于残胃上发生的癌。关于两次发病的间隔时间，一般认为残胃癌应是前次良性病变切除术后 5 年以上（有的指 10 年以上）在残胃所发生的原发性肿瘤，但也有人将胃恶性肿瘤术后 20 年以上再发生的癌也列为残胃癌。

残胃再发癌是指第一次因肿瘤行胃切除，后于残胃上又发生的癌。关于残胃再发癌的再发间隔时间和判断标准还尚未统一。有人将残胃再发癌分为早期再发和晚期再发（术后 5 年以上），并提出胃的残胃再发癌应包括：①同时性及异时性多发癌见于残胃上；②胃切除断端癌残留的遗残癌；③断端虽未残存，但由于癌的胃壁内转移而于残胃上再发现；④残胃附近的癌累及残胃。

 小 贴 士

什么是多发性胃癌

多发性胃癌是指在同一胃内发生的各自独立的 2 个以上的原发性癌病灶。目前判定多发性胃癌的标准为①各病灶肯定是恶性的；②各病灶间有正常的胃壁间隔；③必须严格除外一个癌灶有从另一癌灶发展或转移而来的可能性。

什么是 Borrmann 分型

Borrmann 分型是国际上最广泛采用的一种进行期胃癌分型法，它是根据癌瘤在黏膜面的形态特征和在胃壁内浸润方式进行分类的。

Borrmann Ⅰ型（结节或息肉型） 癌瘤主要向胃腔内凸出生长，可呈息肉状、蕈伞状或结节状。表面也可以呈乳头状或菜花状，常可

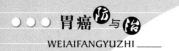
见不太明显的糜烂或溃疡。肿物的基底较宽，浸润现象不明显，界限清楚。此型胃癌，生长较缓慢，转移发生也较晚，在X线检查和胃镜检查时，因有明显隆起性吸块而易被发现和做出诊断

BorrmannⅡ型（局部溃疡型） 癌瘤表面有明显的溃疡形成，溃疡边缘明显隆起，呈堤状，境界较清楚、局限，向周围浸润现象不明显。

BorrmannⅢ型（浸润溃疡型） 癌瘤表面也有明显的溃疡形成，但溃疡边缘呈坡状隆起，溃疡底部向深层及周围作浸润性生长，使癌瘤界限不清。

BorrmannⅣ型（弥漫浸润型） 癌瘤向胃壁各层呈弥漫性浸润生长，黏膜面没有明显的肿块状隆起，也没有深溃疡形成，有的黏膜可完整或有浅溃疡、糜烂。此型胃癌的特点是，胃壁增厚变硬，黏膜变平，皱襞多消失或不整，胃腔扩大，但多数是缩小，称"革囊胃"。根据浸润的范围，若累及全胃则称弥漫浸润型或全胃革囊胃，若仅累及胃窦部则称局部浸润型或全胃革囊胃，若仅累及胃窦部则称局限浸润型或局部革囊胃。

在Borrmann的4个型中，以Ⅳ型及Ⅱ型最多见，Ⅰ型最少见。Borrmann分型与癌的组织学类型有一定的联系。一般分化较高的乳头状、乳头管状或管状腺癌多呈现BorrmannⅠ型或Ⅱ型，而分化较低的腺癌、未分化癌及印戒细胞癌往往呈Ⅳ型或Ⅲ型。

近年来，在Borrmann分型原四型的基础上又增添了两型，即将全部早期胃癌叫做Borrmann 0型，而把不能归入以上四型者叫做BorrmannⅤ型。

胃癌的临床病理分期是如何确定的

胃癌的临床病理分期有助于制定治疗方案，选定手术方式，以及评价治疗效果和安排后续治疗，也是判断预后的主要依据。目前国内

外公认的胃癌分期标准是 2003 年修改制定的新 TNM 分期系统。

（1）TNM 规则：

原发肿瘤（T）分期

T_x　原发肿瘤大小无法测量

T_0　没有原发肿瘤的证据

Tis　原位癌

T_1　肿瘤侵达粘膜或粘膜下层

T_{2a}　肿瘤侵及固有肌肉层

T_{2b}　肿瘤侵及浆膜下层

T_3　肿瘤侵出浆膜

T_4　肿瘤已穿透浆膜层直接侵入邻近脏器

淋巴结转移（N）分期

N_x　区域淋巴结无法评估

N_0　区域淋巴结无转移

N_1　区域淋巴有 1 至 6 枚淋巴结转移

N_2　区域淋巴有 7 至 15 枚淋巴结转移

N_3　区域淋巴有超过 15 枚淋巴结转移

远处转移（M）分期

M_x　无法评价有无远处转移

M_0　无远处转移

M_1　有远处转移

TNM 分期

0 期　　Tis N_0 M_0

I_a 期　T_1 N_0 M_0

I_b 期　T_1 N_0 M_0；$T_{2a/b}$ N_0 M_0

II 期　T_1 N_2 M_0；$T_{2a/b}$ N_0 M_0；T_3 N_0 M_0

III_a 期　$T_{2a/b}$ N_2 M_0；T_3 N_1 M_0；T_4 N_0 M_0

III_b 期　T_3 N_2 M_0

IV 期　T_4 N_{1-3} M_0；T_{1-3} N_3 M_0；T_{1-4} N_{1-3} M_1

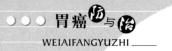
国际统一的胃癌 TNM 分期标准明确。考虑到术前即要分期，而术中探查及术后病理再予分期，所以分为临床和病理分期两种，但二者是统一的。临床分期以 cTNM 表示，乃根据临床检查、X 线、胃镜、CT、核磁共振等确定；病理分期以 pTNM 表示，主要根据腹腔探查的病变范围及术后标本的病理检查结果。分期的实用价值在于以下几点。

（1）比较客观地反映了预后的情况。一般说来，Ⅰ 期胃癌经手术等治疗后疗效最好，Ⅱ 期胃癌疗效较好，而 Ⅲ、Ⅳ 期胃癌疗效渐差。因此根据此分期可初步判断预后。

（2）以胃癌原发肿瘤的浸润深度 T 和淋巴结转移 N 为主要指标，能较好地反映患者所患胃癌的生物学特点。

（3）根据分期可指导治疗方案，如确定手术方案等。

胃癌多发于什么年龄

胃癌，可发生于各年龄组，国外有出生后 10 天婴儿患胃癌的报道，国内也见到周岁以内的胃癌病儿。胃癌死亡率通常在 35 岁以下较低，40 岁以后迅速上升，多集中在 55 岁以上，55 岁以上的胃癌约占胃癌总数的 70%。我国胃癌平均死亡年龄男性为 61.1 岁，女性为62.2 岁。

近年来青年人胃癌发病率有上升趋势，有报道青年人胃癌可占患者的 5%，因此减少青年人胃癌的误诊是当前十分重要的问题。

胃癌会遗传吗

早在 300 多年前，就有人认为肿瘤可能有遗传。20 世纪以来，对此问题进行了广泛研究。国外有位医生报告过一个著名癌家族，发现这个家族的 650 个血缘亲属中有 95 人得恶性肿瘤。发病年龄比一般人较早，多在 40~50 岁。调查者认为，这个家族癌患率如此高，与异常染色体显性遗传相符合，但也可能受到外来因素影响。

胃癌有家庭性聚集的倾向。在胃癌患者的近系亲属中，胃癌的发病率比一般人高 4 倍。环境因素可能是胃癌发生和流行的主要原因，但遗传和免疫在胃癌形成中起着一定作用。癌症的家族遗传现象，目前认为可能由染色体畸变引起，这种染色体畸变有时会遗传给后代，但这种遗传并不是直接的癌症遗传，而是个体易发生癌症的倾向。当机体免疫功能低下或有缺陷时，可增加对胃癌的易感性，不能及时把突变细胞消灭在萌芽阶段，导致胃癌发生。

血型是人体最稳定的遗传性状之一。临床研究证实，不同血型的人，各种疾病的发生率也不同。据研究，A 型血与某些消化道癌症有密切关系。特别是胃癌，A 型血者明显居多，且病变多发生在胃窦部，因此 A 型血的人，如有上腹痛、饱胀不适、消瘦、食欲减退、呕吐、便血等症状，尤其是萎缩性胃炎者，应及早就医诊治。

有人在丹麦调查 185 对孪生子，52 对同卵双胎中有 7 对患癌，133 对异卵双胎中有 7 对患癌，这 14 对患癌的孪生子都是二人同时患病，说明肿瘤的发生和遗传有明显关系。有人进一步调查了同卵双胎和异卵双胎之间患癌的差别，在 23 对同卵双胎癌患者中，发现 22 对同一部位生癌；13 对异卵双胎癌患者中有 6 对同一部位生癌，同卵双胎更多地在同一器官发生同一类型癌瘤。

虽然癌会不会遗传这一问题，尚未得出公认定论，就目前病因学研究结果看，有些癌瘤可能是在一定的遗传特征的基础上，再加外界致癌物作用所致。因此，从预防角度看，早期发现这些具有遗传因素的易患者，并及时给予预防措施必将有助于降低肿瘤发病率。

慢性胃炎会癌变吗

慢性胃炎一般分为两个类型：炎症病变比较表浅，局限在胃黏膜

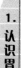

表面一层（不超过三分之一）者，称作慢性浅表性胃炎；而炎症病变波及胃黏膜的全层，并伴有胃腺体萎缩者，则为慢性萎缩性胃炎。

慢性胃炎是常见病和多发病。胃镜普查证实，我国人群中慢性胃炎的发病率高达 60% 以上，萎缩性胃炎约占其中的 20%。慢性浅表性胃炎约占慢性胃炎的 80%~90%，其症状轻微，预后良好，一般不会癌变。

绝大多数慢性萎缩性胃炎患者经过治疗是可以痊愈的。到目前为止，并没有得出萎缩性胃炎必然发展成胃癌的结论。萎缩性胃炎常伴有肠上皮化生。以前认为肠上皮化生及幽门腺化生为癌前期病变，现在认为，二者与癌没有直接的联系。只有胃黏膜细胞不典型增生，特别是重度不典型增生才属癌前期病变。因此，单纯诊断为萎缩性胃炎并不可怕，只要采取综合疗法认真治疗，多数能治好。

慢性萎缩性胃炎虽可癌变但癌变率很低，不能笼统地说慢性萎缩性胃炎就是胃癌的癌前疾病，患此病者大可不必恐慌。对萎缩性胃炎伴有不典型增生和不完全性结肠型肠化者要重视，要定期随访。为监视病变的动态变化，要定期胃镜复查。一般萎缩性胃炎为 3 年一次，伴有不完全性结肠型肠化者一年一次，伴有中度不典型增生者 3 个月左右一次，对重度不典型增生者，应予手术治疗。

小 贴 士

萎缩性胃炎患者所食食品要新鲜并富于营养，保证有足够的蛋白质、维生素及铁质摄入。按时进食，不暴饮暴食，不吃过冷或过热的食物，不用或少用刺激性调味品如辣椒粉等。节制饮酒，不吸烟，以避免尼古丁对胃黏膜的损害；避免长期服用消炎止痛药，如阿司匹林及皮质激素类药物等，以减少胃黏膜损害。遇有症状加重、消瘦、厌食、黑粪等情况时应及时到医院检查。

✦ 胃溃疡会癌变吗

消化道溃疡分为胃溃疡和十二指肠球部溃疡。十二指肠球部溃疡迄今尚无癌变的报道。因此，人们所关心的溃疡病能否癌变，主要是指胃溃疡癌变的可能性有多大。

过去认为10%左右的胃溃疡可发生癌变，故对胃溃疡的治疗主张采取积极手术的态度。近年来由于纤维胃镜的广泛应用，能动态地观察到胃内的病变，才认识到胃溃疡的癌变率并没有那么高。现在有人认为胃溃疡患者有1%~6%可发生胃癌，但也有人认为胃溃疡患者的胃癌发生率与正常人无显著差别。

胃溃疡发生癌变的原因是由于胃溃疡边缘的胃黏膜不断受到损伤、破坏，机体就要不断增生修复。再生的幼稚细胞容易接受诱变因素或致癌因素的作用而发生分化障碍，形成不典型增生。当然，正常黏膜也可以发生癌变，而受损的黏膜更容易有发生癌变的倾向。

虽然胃溃疡有癌变的可能，但其发生率并不高。只要经过纤维胃镜检查后，确认为良性溃疡者可进行正规的内科治疗，则不必顾虑有癌变的危险。一般认为，较大的溃疡或病程较久的溃疡，癌变机会较多，须提高警惕定期检查，必要时可施行胃切除手术治疗。只要我们平时注意减少对胃的不良刺激，避免暴饮暴食，摄入足够量的维生素A和动物蛋白，戒烟，少饮或不饮酒，防止溃疡病的发生；同时对已发生的溃疡病认真治疗和定期检查，一旦发现癌变（或癌前症状），即采取相就应的治疗措施，就能防止胃溃疡发生癌变或做到胃癌早期诊治。

✦ 胃息肉会癌变吗

息肉是指黏膜隆起局限性增生而形成的肿物。

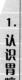

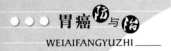

胃肠道息肉就是胃肠道黏膜局限性增生隆起而形成的肿物。胃肠道息肉按其所在病变部位可分为胃息肉、十二指肠息肉、小肠息肉、结直肠息肉，以结直肠为主要发病部位，肠镜检出率为 10%~20%。胃肠道息肉在形态上可分为有蒂、无蒂、广基、扁平状等。

胃息肉是胃黏膜上的良性病变，是由胃黏膜异常增生而来，常由胃镜检查或 X 线钡餐检查发现。胃息肉在一段较长的时间内，可能无任何症状。息肉的病理类型很多，倘若患的是腺瘤样息肉，如任其自然发展，则有可能发生癌变。

胃息肉早期无明显的临床症状，仅在伴有合并症时才出现上腹部不适、疼痛、恶心、呕吐或出血；幽门部带蒂息肉凸入幽门时往往引起间歇性幽门梗阻。

胃肠道腺瘤性息肉癌变与否，与许多因素相关，一般说来，息肉越大，癌变率越高；息肉数目越多，癌变率越高；息肉的病理类型中腺瘤绒毛成分越多，癌变率越高；带蒂的腺瘤样息肉癌变率较低，而广基腺瘤样息肉癌变率较高。

一般较小的息肉可在胃镜下切除，是防止其癌变十分有效的措施。目前镜下治疗息肉的方法有高频电凝电切、高频电灼、激光治疗、微波治疗、注射摘除、冷冻疗法等。对于息肉切除后的复查是十分必要和重要的，因为腺瘤性息肉切除后再生、复发的概率较高，多发性息肉容易漏掉。一般认为，单个腺瘤性息肉切除，术后第一年随访复查一次，如检查阴性者则每 3 年随访复查一次。多个腺瘤切除或腺瘤大于 20 毫米伴有不典型增生，则 3~6 个月随访复查一次，阴性则为 1 年随访复查一次，连续两次阴性者则改为 3 年随访复查一次，随访复查时间不少于 15 年。

小 贴 士

　　胃镜下切除息肉痛苦小，方便，而且避免开腹手术，已广泛采用，更重要的是及时切除后可防止癌变。值得引起注意的是近年常发现胃息肉患者发生癌变时，不是原息肉癌变，而是远离息肉的胃黏膜出现肿瘤，所以，也应注意胃的其他部位。对于一经发现胃息肉的患者，最好在胃镜下摘除息肉，并随诊。

引起胃癌的化学致癌物有哪些

　　化学致癌物是指有致癌作用的化学物质。化学致癌物按结构可分为：亚硝胺类、多环芳香烃类、芳香胺类、烷化剂类、氨基偶氮类、碱基类似物、氯乙烯、某些金属（如铬、镍、砷）等。与胃癌有关系的主要是亚硝胺类和多环芳烃类。

　　亚硝胺类　亚硝胺化合物可分为亚硝胺及亚硝酰胺。亚硝胺化合物在工业上用作溶剂，还与橡胶、染料、润滑油、炸药、杀虫剂等工业有联系。亚硝胺化合物是极强的致癌剂，在变质的食物中含量较高。人们往往是通过饮食直接摄取亚硝胺类或其合成原料而致胃癌的。研究发现，硝酸盐的摄入量与胃癌发病率均呈明显的正相关。硝酸盐可在胃内还原成亚硝酸盐，亚硝酸盐在胃内细菌的作用下合成亚硝胺类而致胃癌。亚硝胺的来源有：①直接从霉变食物中摄取；②摄取合成亚硝胺的原料——硝酸盐和亚硝酸盐，近几十年由于农作物大量使用氮肥，农作物含硝酸盐量增加，人体摄入后蓄积体内，此外地下水也受硝酸盐严重污染，通过饮水摄入硝酸盐；③高盐饮食以及食用含亚硝酸盐防腐剂的食物也可增加亚硝酸盐的摄入。

　　多环芳香烃类　多环芳香烃物质能够阻断肿瘤细胞与周围细胞之

间的联系，对肿瘤的发生有着"姑息养奸"的作用。多环芳香烃是一类含有多个苯环的芳香族化合物，是煤炭、木材、石油等有机物不完全燃烧的产物。目前已知的多环芳香烃类化合物约有 200 种左右，主要存在于汽车废气、香烟、煤烟、油炸食品及熏制食品中，其中一些具有很强的致癌作用。多环芳香烃在与细胞膜相互作用时能够分解出一些物质，阻断细胞间的联系。致癌物质导致细胞遗传物质变异后，如果细胞间能继续保持联系，正常细胞就能发现变异细胞并将其杀死，阻止其继续增殖发展。多环芳香烃类物质阻断细胞间的联系，会导致癌细胞的进一步增殖扩散，这可能是多环芳香烃物质具有致癌性的原因之一。

为防止化学致癌剂致胃癌，主要应从饮食上少食霉变、熏制、油炸食物，同时也要防止环境污染。

✦ 免疫功能低下的人为何容易患胃癌

免疫功能低下的人胃癌发病率较高，可能是因为机体免疫功能障碍，对癌症的免疫监督作用下降，在胃癌发生中有一定意义。

有人对胃癌的切除标本做了组织学研究，并进行了随访，发现局限性胃癌，特别是分化型腺癌周围免疫活性细胞比较多，转移和扩散相对较少；而在弥漫性生长的癌组织周边，极少发现免疫活性细胞，癌的转移和扩散也多，预后较差。器官移植的患者，由于使用免疫抑制剂，可引起免疫缺陷，其恶性肿瘤的发病率有所增加。在免疫功能缺乏的患者中有 5%~10% 可以发生恶性肿瘤，其原因系免疫功能障碍对肿瘤细胞的监督作用减弱。另一方面，有些肿瘤自然消退可能与人体免疫功能恢复有关。

胃癌患者在肿瘤负荷下有效摄入减少，消耗增加，加之肿瘤本身可以产生的一些免疫抑制因子的作用，免疫系统常处于抑制状态。现在认为胃癌患者血中的免疫抑制因子产生于胃癌组织或和胃癌细胞接触的淋巴细胞和噬菌体等，是一种酸性蛋白，动物实验发现其有助长肿瘤增殖的作用。检查证明胃癌患者不仅 T 淋巴细胞数量减少而且功能亦明显受到抑制；另外血清 IgG、IgA、IgM 水平也降低，说明胃癌患者免疫力的下降是细胞免疫和体液免疫的全面受损。这种情况往往随着病期进展而加重。手术创伤、化疗及放疗亦可致一过性的免疫力下降加重。

小 贴 士

　　治疗肿瘤采用的方法之一是用干扰素和转移因子等，其作用原理就是增加机体的免疫力，以杀伤癌细胞。中医中药的一些抗癌方剂注注也是通过增加人体抵抗力，提高免疫功能而发挥作用。

✦ 胃手术后也会发生胃癌吗

　　人们一般认为胃手术后就不会发生胃癌了。其实，随着时间的延长，癌变率相对增高，因此有了残胃癌之称。残胃癌是指胃的良性疾病切除后 5 年以上（一般在 15~20 年后）在残胃发生的胃癌。

　　一般认为，胃手术后 15 年内残胃癌的发生率比一般人群的胃癌为低，而术后 15 年以上发生率逐渐增高，至术后 20 年以上，其发生率则比一般人群高出 6~7 倍。胃与十二指肠手术切除后残胃癌发生率两者大致相仿；胃次全切除术后作毕氏 II 式和单纯胃空肠吻合术者比毕氏 I 式更易发生残胃癌。

　　发生残胃癌的原因主要是胃手术后十二指肠内的胆汁、肠液、胰液返流入胃，对手术吻合口以及胃黏膜造成长期反复的刺激，引起胃炎、吻合口炎。同时碱性肠液返流与酸性胃液中和，使本来术后已减少的胃酸再度减少，导致细菌生长增多，促进亚硝胺等致癌物质产生。另外，胃内环境发生变化，残胃的黏膜进行性萎缩，伴有幽门腺或肠上皮化生，易形成息肉，还有的有异型增生，以致形成胃癌。

残胃癌在胃切除术后 15~20 年以上发病率较高，故应对术后 15 年以上患者定期进行胃镜检查。对胃初次手术后患者每年应复查 1 次，如有不适症状，如消瘦、上腹痛等，应及时行胃镜检查。特别是伴有胃黏膜中、重度异型增生者要提高警惕，定期复查。对手术后的复查最好行胃镜检查，而且医生最好对吻合口部位行多处活检，防止残胃癌漏诊。残胃癌术后化疗是防复发和提高生存率的关键，应予重视。

胃手术后患者应戒烟酒，进食易消化食物，少食多餐，不要暴饮暴食；有胆汁返流者可服用一些胃动力类药物，以促进胆汁排空；也可服用一些抗生素以减少细菌在胃内生长，减少亚硝胺等致癌物合成，还可服用具有抗胃癌作用的维生素 C。

✦ 幽门螺杆菌与胃癌有关吗

幽门螺杆菌病是一种螺旋形、微厌氧、对生长条件要求十分苛刻的细菌，是目前所知能够在人胃中生存的唯一微生物种类。幽门螺杆菌与胃炎、胃及十二指肠溃疡有关，可能是致病菌，能促进胃炎、溃疡的形成，并延缓其愈合。在各类胃炎中幽门螺杆菌检查的阳性率以慢性活动性胃炎为多，占 80%，而且多为重度胃炎。胃癌高

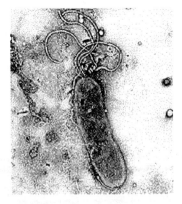

发区的幽门螺杆菌不但与慢性胃炎有关，也与胃癌有关。各种研究均证实：幽门螺杆菌感染与胃癌的发生有密切关系。目前，世界卫生组织下属的国际肿瘤研究机构，已将幽门螺杆菌列为诱发胃癌的第一类

致癌原。

幽门螺杆菌病是后天传染的。其传播方式还不十分明确，但最可能的途径是口—口、粪—口传播。幽门螺杆菌在世界不同种族、不同地区的人群中均有感染，可以说是成年人中最广泛的慢性细菌性感染。总的趋势是：幽门螺杆菌感染率随年龄增加而上升，发展中国家约为80%，发达国家约为40%，男性略高于女性。我国的感染年龄早于发达国家20年左右，20~40岁感染率约为45%~60%，70岁以上高达75%以上。另外，我国北方地区的感染率高于南方地区。

同其他消化道传染病一样，幽门螺杆菌感染预防的关键是把好"病从口入"这一关。要做到饭前便后洗手，饮食尤其是进食生冷食品要讲究卫生，集体用餐时应采取分餐制，家里有幽门螺杆菌病患者时应该暂时采取分餐，直至完全治愈。

幽门螺杆菌感染诊断有许多方法，如活组织镜检、幽门螺杆菌的分离培养、快速尿素酶试验、尿素呼气试验、尿氨排出试验、血清学试验以及多聚酶链反应等。不同医院采用的方法不同，但大多数医院采用的方法都是特异、快速的，有些是无创伤的。患者如感觉胃部不适，应到大医院去作幽门螺杆菌感染检查，以便及早用药，及早从消化道清除幽门螺杆菌，以防止发展成严重的胃部疾病。

幽门螺杆菌感染者中只有极少数人最终患了胃癌呢？这可能是由于不同患者体内的幽门螺杆菌毒力存在强弱差异。此外，还与遗传因素、环境因素等有关。因此，预防胃癌要采取一些综合措施。

✦ 胃的肠上皮化生会癌变吗

临床上，经常会遇到一些慢性胃炎患者，因为检查出"肠上皮化生"和"异形增生"而陷入恐惧。然而有少部分的"肠上皮化生"和"异形增生"会最终癌变，并不是所有的都会转变为胃癌。

胃的肠上皮化生是指在胃黏膜内出现了类似肠上皮的细胞。通过进一步的病理检查，可将其分为小肠型完全肠化、小肠型不完全肠化、大肠型完全肠化、大肠型不完全肠化四型。其中只有大肠型不完全肠化才与胃癌密切相关，属于胃癌的癌前病变，而这一类型的肠化也是可以通过治疗予以改善和消除的。

胃黏膜肠上皮化生是胃黏膜的常见病变，尤多见于慢性萎缩性胃炎和胃溃疡。其中大多为小肠型肠上皮化生，它具有炎症反应的性质，随着炎症和溃疡的加重而加重，一般不会发生癌变。

有两种情况值得注意，一种是不伴有明显炎症的肠化生，它表示着以前在胃黏膜上曾发生过与幽门螺旋杆菌的"战斗"，目前在静止状态，常见于老年人，此类肠化生逆转的可能性不大。这些患者只要定期做胃镜进行随访就可以了。另一种是肠化生与炎症及活动性同时存在，说明胃黏膜仍然处于"战斗"状态。这样的患者不但要每年胃镜随访，治疗也不能停止。

✦ 胃黏膜异型增生与胃癌有关吗

胃黏膜上皮的异型增生是指胃黏膜上皮和腺体偏离正常分化，形态和机能上呈异型性表现的增生性病变。一般认为，恶性肿瘤发生前几乎均先有异型增生，很少可不经过这个阶段而直接从正常转化为恶性的，因此，异型增生不同于单纯性增生及肿瘤性增生。单纯性增生只有细胞的过度生长，而无细胞结构上明显的异型性表现；肿瘤性增生则为细胞的自主性生长且伴有细胞的结构上明显的异型性。应该说异型增生是介于两者之间的交界性病变，是真正的癌前期病变。

胃黏膜异型增生常常是通过胃镜观察并取活组织做病理学切片而诊断的。异型增生的特点是细胞过度增生、结构上和功能上部分地丧失了原有胃黏膜的相似性。但良性的轻度异型改变与临界性异型增生，以及恶性异型病变之间常是一种逐渐移行、转化的过程，有时难以明确划分。异型增生是一动态过程，可以由轻度向重度发展，但也可以保持不变或逆转，而重度异型增生则不易逆转，可以发展成胃癌。因此，对重度异型增生应予及早处理。

胃黏膜上皮异型增生的临床意义如下。

轻度异型增生　轻度异型增生是黏膜对损伤的过度增殖性反应，常出现于溃疡边缘，或各型胃炎、增生性息肉等，这类病变，大多属可逆性范畴，无需定期随访。

中度异型增生　中度异型增生的组织学和细胞学异型性比较明显，既可以出现于萎缩性胃炎、腺瘤性息肉等，也可以出现于癌旁黏膜；有的病例是可逆的或长期保持原状，但有的可演变加重升级，故需作定期的胃镜随访。

重度异型增生　重度异型增生的组织学和细胞学异型性明显，有时与黏膜内高分化癌不易鉴别。这种病变主要见于腺瘤样息肉，癌周黏膜，偶尔就在瘤灶本身，有明显的恶变倾向，故应做近期胃镜活检复查和密切随访观察，如疑为癌，应行手术治疗。

小贴士

胃黏膜异型增生是主要的胃癌癌前病变，需要引起重视。对于仅有轻度异型增生者或炎症性增生者，只需行胃炎或溃疡病等治疗，同时注意饮食、戒烟酒，可望恢复。一般患胃癌危险性小，只需定期随访1~3年。对于中、重度异型增生的患者，应在2个月至半年到医院复查1次，并积极治疗，注意恶变。对个别重度增生严重，或伴有隆起性息肉状病灶可考虑手术治疗。

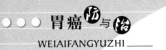
✦ 胃癌会传染吗

许多癌症患者及亲属都曾经提出过这样一个问题：胃癌会传染吗？至今没有任何证据能够说明肿瘤会传染，所以我们可以明确地说，胃癌不会传染，其他肿瘤也不会传染。

在患者体内的癌细胞，是一群失去控制的异常细胞，呈浸润性长生。它不仅破坏邻近正常组织器官，还可以通过淋巴管和血液循环向全身各处转移，并吸取大量营养，迅速生长和增殖，导致患者全身衰竭，直至死亡。

虽然癌细胞在患者体内能够到处扩散或转移，但它不会像细菌和病毒那样，从一个人传染给另一个人。对自己而言，他人的癌细胞就是一种异物，机体通过强大的免疫排异能力，能将癌细胞破坏掉。因此，别人的癌细胞是无法到自己体内生存的。

肿瘤不是传染病，它无法使致癌基因通过什么途径进入他人身体内而引发肿瘤，即使把肿瘤细胞移植在他人体内也是难以成活的，因为存在着排异反应。

为什么有的家庭会发生一名以上的肿瘤患者？这种家族中肿瘤发生的相对聚集性并非传染所致，主要与遗传及共同的致癌因素有关。传染和遗传是两个截然不同的医学概念。前者是由于细菌或病毒而引起的传染性疾病，如肺结核、肝炎等；后者是由于血缘关系，使家族内多人患同一种疾病。如果双亲当中患有某种癌，其子女患同样类型癌的可能性就较大，具有明显的家族聚集现象。研究表明，癌症患者发病率有血缘关系的高于无血缘关系的，近亲高于远亲，父系亲属与母系亲属之间则无明显差别，说明癌症的发病有显著的遗传倾向。

对有肿瘤家族史的人群，进行定期检查以及安排重点的防护措施，是一种有效的预防方法，这对肿瘤的早期发现、早期诊断和早期治疗具有重要的临床意义。

> 胃癌的发生一般要经过较长的癌前病变过程，其发生与多种因素有关，诱发胃癌的主要因素有：食用发酵的酸煎饼、高盐饮食、霉变食品、吸烟、胃病史、胃癌家族史等。

◆ 哪些人是胃癌的高危人群

胃癌的高危人群是指比一般人更容易患胃癌的人。一般而言，胃癌的高危人群发病率比平均人群发病率高几倍，甚至近 10 倍。我国胃癌的高危人群如下：

- 40 岁以上有慢性胃病史，或近期出现消化不良；
- 家族中有胃癌或其他消化道癌的患者；
- 既往有胃病史，特别是慢性胃溃疡、胃息肉、萎缩性胃炎、胃切除术 10 年以上；
- 幽门螺杆菌感染；
- 有不明原因呕血样咖啡色物或排柏油样粪便，体重下降；
- 原来反酸烧心、现在症状突然消失；
- 出生在胃癌高发区，或曾在高发区长期生活过；
- 本人患过其他肿瘤；
- 喜高盐饮食（包括腌制品）和熏制食品者，长期酗酒和吸烟者，以及少食新鲜蔬菜者；
- 精神受刺激和抑郁者。

高危人群应主动做胃镜检查，虽然，胃癌检查有一定痛苦，但这种痛苦和患癌后要经受的痛苦相比是微不足道的。实在怕难受的患者也可选择全麻无痛胃镜检查或胶囊胃镜进行检查。对高危人群，如果首次胃镜检查没有发现异常，1~2 年做一次检查足矣。凡属高危人群应注意改变不良的饮食习惯，增加识别胃癌早期症状的知识并主动就

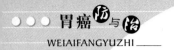
医，定期复查，以便早期发现早期治疗。

> **小 贴 士**
>
> 　　胶囊胃镜是一个大小外形如药品胶囊一般的微型摄像装置，患者吞入体内后，"胶囊"即开始连续摄片，并不断发射图像信号，医务人员再将这些信号还原成胃肠内图像，对疾病进行分析。这一装置对有胃镜禁忌或胃肠镜不易到达的小肠病患者有独特作用，且痛苦小。但是，这个装置毕竟是在体内靠胃肠蠕动盲目摄像，仍有可能漏掉病灶，而且不能获取标本确定诊断，再加上它的价格昂贵，目前很难普及。

✦ 胃癌的5年生存率情况怎样

　　生存率是指恶性肿瘤患者经过治疗之后，患者存活的百分比。生存率通常作为判断某项综合疗法治疗恶性肿瘤效果的重要指标，同时也是经过治疗后判断患者预后的指标。

　　生存率的判断通常分1年、2年、3年和5年生存率，其中以5年生存率最为重要。这是因为恶性肿瘤患者虽经过治疗，但在1~2年内仍处于不稳定状态，也就是说其复发率和死亡率均比较高。3年后处于相对稳定期，其复发率和死亡率比1~2年内者明显降低，患者生存的希望愈来愈大，患者被认为基本治愈。因此临床上无论实施哪种方案均采用5年生存率去评价治疗效果和判断患者的预后。

　　胃癌患者根治术后5年内不复发，再次复发的机会就较少了，故常用5年生存率表示胃癌的疗效。5年生存率愈高，说明治疗效果也愈好，其预后也愈理想。但5年后不复发也应定期复查，不能掉以轻心，不能"高枕无忧"。

20 世纪 60 年代我国胃癌的 5 年生存率仅 10%~20%，主要是由于绝大多数患者发现时已是中晚期；20 世纪 70 年代 5 年生存率为 20%~40%；20 世纪 80 年代初、中期 5 年生存率为 30%~50%；近年来生存率已达 55%以上。

但总体的 5 年生存率还不能令人满意，原因有以下几点：①许多患者缺乏最基本的防病治病常识，对胃癌的早期症状不重视或盲目治疗，以致延误病情，发现之时已是中晚期；②经费不足，不能对重点人群重点跟踪，更谈不上大范围的定期普查；③检查手段落后，尽管近些年 X 线气钡双重造影检查以及胃镜检查已推广并较为普及，但在基层单位和偏远农村还没有这样的设备，基层医务人员只能根据查体和症状诊断，往往在明确诊断时已是晚期；④有的人害怕做胃镜检查，一拖数月以致延误诊断与治疗；⑤有些医院的手术方式及治疗方法有待改进，特别是对占胃癌 70%的 Ⅱ、Ⅲ 期胃癌应推广网膜囊外剥离切除术，清扫全部第 1、第 2 站淋巴结及部分第 3 站淋巴结；⑥目前还没有对胃癌细胞有特异性杀伤作用的药物，各种药物及治疗方法的疗效还不能令人满意。

胃癌有哪些治疗方法

为提高胃癌的诊疗水平，除大力加强早期诊断措施外，争取早期治疗尤为重要。在胃癌确诊以后，患者和家属急需了解的是胃癌的治疗手段。值得强调的是，胃癌患者无论处于病理中哪一个阶段，都应积极治疗，不应丧失信心而延误治疗。发现胃癌后应到医疗经验较丰富，条件较好的医院就诊。医院会根据肿瘤的大小、部位、临床分期、有无远处转移以及病变的组织学类型，结合患者的抵抗力，能否耐受治疗等制定切实可行的治疗方案。同时要求患者把自己的病史，全身状况、既往病史、心理状态和要求如实地告诉医生，有时还需作进一步检查。目的是尽可能控制肿瘤的发展，调动一切因素杀灭癌细胞以消除肿瘤，同时恢复机体的抵抗力。目前治疗胃癌的方法很多，主要有手术治疗、放射治疗、化学治疗、中草药治疗、介入放射治疗及免疫治疗等综合治疗措施。

手术治疗　是治疗胃癌的首选方法，也是主要方法，根据病变的情况选择手术方式。如根治性切除、姑息性切除、短路手术等。经过近些年的努力，手术疗效较以前明显提高，大力推广的治愈性切除方法对占胃癌 3/4 的Ⅱ、Ⅲ期患者也有较好的效果。

化学治疗　即选用具有抗癌作用的化学药物静脉滴注或口服，如氟尿嘧啶、丝裂霉素等，临床常采用两种以上药物联合应用。化疗不仅用于手术前，也用于术后消灭残存的胃癌细胞和防止胃癌的复发，对于不能手术的患者则为主要的治疗方法。此外，近几年来有采用动脉插管将化疗药物直接灌注到胃癌局部，有的还同时栓塞肿瘤血管，达到使肿瘤缩小和坏死的目的。

放射治疗　放疗用于胃癌的术前和术中有一定疗效，并可提高手术的效果。

免疫疗法　增强机体的免疫能力可以达到抑制和杀灭胃癌细胞的作用，如应用 OK-432 制剂、转移因子、白细胞介素-2 等都有一定的疗效，多用以作为辅助治疗。

中草药治疗　常用于术后或者与放疗、化疗同时应用，中草药与其他方法结合治疗胃癌已证明可以增强疗效，而且中药治疗对减轻化疗和放疗的毒副反应具有独到的作用。

实际治疗中，为了更好地消灭肿瘤细胞、增强患者的抗癌能力、提高患者的生活质量、延长存活时间，往往是综合应用多种方法。多种治疗方法的合并使用，可以弥补单纯方法的不足或缺陷，提高胃癌的治疗效果，减轻毒副作用。

✦ 影响胃癌预后的因素有哪些

影响胃癌的预后的因素很多，首先是胃癌本身的生物学特性，包括胃癌的病理类型、临床分期、去氧核糖酸含量，癌基因 RAsPzl 表达等。其次是患者的机体状态、免疫防御反应、激素、遗传及表面生长因子和表面生长因子受体表达等。以及各种治疗方法的应用，包括手术、放疗、化疗、免疫治疗及中药治疗等。各种因素常常是互相联系彼此影响。而且这些预后因素往往是随着时间的推移不断地变化着。

性别 一般认为男女性别无差别。

临床分期 胃癌的分期与其 5 年生存率有非常显著的关系。Ⅰ期 5 年生存率约为 65%；Ⅱ期约为 40%；Ⅲ期约为 20%；Ⅳ期约为 10%。

肿瘤部位 以 5 年生存率为参考进行排序，一般认为胃小弯癌>幽门部胃癌>胃体癌>贲门癌>胃大弯癌。

肿瘤大小 一般认为胃肿瘤越大，切除后的生存率也越低。肿瘤直径小于 2 厘米的 5 年生存率 35%；肿瘤小于 4 厘米者 5 年生存率约为 30%；而大于 4 厘米的胃癌 5 年生存率随着肿瘤直径加大而疗效变差。

手术方式 胃癌根治性切除的 5 年生存率为 31%；胃癌姑息切除的生存率为 11%。全胃切除和联合其他脏器切除术，因多属更晚期病例，故疗效最差。另外与手术切除胃癌端是否残留癌组织有关。

✦ 胃癌早期信号有哪些

能否早期发现胃癌，直接关系到成千上万胃癌患者的生命健康，也是我国降低胃癌死亡率的关键所在。胃癌早期有些什么信号或症状是人们迫切需要了解的，因为只有早期发现，才能彻底治愈。过去认为 60% 的胃癌患者早期无典型症状，但经过仔细追问病史，发现大部分患者都有一定的症状，只是早期症状缺乏特异性而被忽视，或按胃炎和溃疡病盲目服药治疗，造成误诊误治。以下表现往往是胃癌早期的信号，应予重视。

● **上腹部饱胀不适**　大部分患者都有一种说不清的模糊状闷胀感，常无明显诱因，多在安静时出现，活动、精神分散时消失，饮食调节效果欠佳。

● **上腹部疼痛**　开始为间歇性隐痛，继之逐渐加重且持久。疼痛虽可忍受，但不易缓解或短时间缓解后又出现。

● **食欲不振、反酸、嗳气、消化不良**　通常找不出诱因，表现为食欲差，继而对自己喜爱的食物也无兴趣，尤其厌恶肉类或油腻食物，更换菜谱后效果仍欠佳，或虽有改善，又出现食欲不振，有时伴反酸、嗳气或消化不良。因与胃炎、溃疡病症状类似而易被忽视。

● **大便潜血阳性或黑便**　潜血阳性，是胃癌较常见症状之一，在早期胃癌中达 50%~65%。

● **不明原因的乏力，消瘦或进行性贫血**　患者常感全身乏力，体重逐渐下降。

● **原有慢性胃病的疼痛规律发生改变**　如以前空腹痛或进食后痛的规律性明显，近期规律性消失，或原来治疗有效的药物现效果不佳。

● **早期胃癌的体征**　常无明显体征，多数患者仅可有上腹深部压痛或轻度肌张力增强感。

● **副癌综合征**　副癌综合征可先胃癌而出现，主要有：①反复发生的血栓性静脉炎；②黑棘皮病，皮肤色素沉着，尤在两腋；③皮肌炎等。

✦ 胃癌一定会胃痛吗

80%的胃癌患者有或轻或重的上腹痛症状，但小部分患者可以没有疼痛。这主要与肿瘤发生的部位、大小有关，如发生于胃窦部的胃癌（占多数）可引起十二指肠功能紊乱，因而出现疼痛；溃疡型胃癌同时伴有胃溃疡也可出现疼痛；但位于胃小弯、胃体中部或胃大弯较小的胃癌，约有 2/3 患者早期疼痛不明显；浸润性胃癌早期也可无疼痛。所以不要把胃痛作为胃癌的唯一症状，有其他不适也应及时就诊。

下列胃痛应当引起警惕：

▲ 既往有胃、十二指肠溃疡或慢性胃炎，但上腹痛的规律性、程度及时间发生改变，有 1 年以上未行 X 线钡餐或胃镜检查者应注意复查；

▲ 既往无胃病史及胃痛的患者，近一段时间出现一种模糊状的上腹痛，往往没有规律性，与饮食关系不明显，应及时就诊，明确诊断；

▲ 上腹痛轻微，但有其他消化道症状，如腹胀不适、食欲减退、消瘦等；

▲ 有长期胃炎、胃溃疡病史，近段时间发现止痛药和原治疗有效的药物不能缓解疼痛；

▲ 晚期胃癌上腹部持续疼痛，一般药物治疗无效，常伴食欲减退、消瘦、贫血、疲乏、呕血、便血，以及幽门梗阻表现，上腹部有时触及表面不光滑、质坚的肿块。

✦ 出现呕血和黑便为什么应想到胃癌

胃癌患者可发生上消化道出血，发生率约为30%。出血在胃癌早

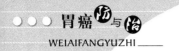

期即可发生。除浸润型胃癌外，其他类型的胃癌一般在肿瘤表面都形成明显的溃疡，因而易发生出血。其中大多数为慢性小量出血而且仅表现为大便潜血的持续阳性。当肿瘤侵犯了胃黏膜下较大血管引起破溃时，才有较大量的出血，出现呕吐咖啡样血液或黑便。大出血的发生率约为7%~9%。有大出血的患者并不意味着肿瘤已属晚期，因为胃壁的黏膜下层具有丰富的血管，侵及黏膜下层的早期胃癌，如病灶范围较大黏膜下层的血管受到广泛破坏时亦可发生大出血。有的患者甚至以往无任何腹部症状，而最初症状表现为消化道急性大出血。

黑便即柏油样便。上消化道出血未呕出，血液在肠道内停留时间较长，血液中的血红蛋白与肠内的硫化物结合成硫化亚铁，硫化亚铁使大便发黑而发亮，像柏油一样。出现柏油样便，表明出血量已经达到60毫升以上。但要注意某些食物、药物可以使大便发黑，用大便隐血试验可以鉴别。凡小量消化道出血不引起大便颜色改变，仅在化验时大便隐血试验阳性者，称为隐血便。所有引起消化道出血的疾病都可以发生隐血便，常见胃溃疡、胃癌。黑便或大便隐血阳性常提示上消化道出血。有的胃癌早期就可引起出血，特别是位于胃大弯以上部位的胃癌，可能早期无其他不适症状，而出血是唯一的症状。有人对早期胃癌患者的胃液进行过隐血检查，发现有65%隐血阳性，由此可见出血是胃癌比较常见的症状之一。

发现黑便或大便隐血阳性一定要弄清出血的原因，特别是40岁以上的人一旦发现应立即到医院检查，以明确诊断，及时治疗。

✦ 胃癌患者为什么常有食欲减退和消瘦

食欲减退及消瘦是胃癌第二个常见症状，将近50%患者就诊时都有明显的食欲减退或食欲不振的表现。但食欲减退、腹胀等消化道不适症状，也常见于胃炎、胃溃疡、胃肠炎等疾患。正因为如此，往往不引起患者的注意和重视。有部分患者因进食过多而引起腹胀、嗳气或因腹痛而自行停止进食。胃癌通常有不明原因的食欲减退，而且在早期就可出现，往往进食后不久就出现饱胀感，即所谓早饱感。开始时不像急性胃炎引起的腹胀那样明显，有时伴嗳气，餐后频繁出现，以致患者不得不减少进食量，即使增加调味品，也只能暂时改善一下食欲，久则无效，体重逐渐减轻。后期食欲不振逐渐发展为厌食。由于进食过少或停止进食，能摄入的营养物质明显不足，加上肿瘤的发展，肿瘤毒素的吸收，可使患者日益消瘦、乏力和贫血，最后发展成为恶液质的表现。

如能在以上症状出现之初就诊，就能早期发现胃癌，早期采取积极治疗措施。所以，对原因不明的厌食和消瘦，如与上腹疼痛结合起来，患者就应尽快上医院就诊检查，以明确诊断。

✦ 胃癌患者在什么情况下出现呕吐和吞咽梗塞感

约有三分之一的胃癌患者有恶心症状。呕吐可以发生于部分胃癌患者，小部分胃癌患者以呕吐为首发症状而就诊。

早期胃癌患者可有恶心呕吐，但呕吐物内一般无隔夜食物，多为胃液；胃窦部肿瘤发展到一定程度可出现幽门梗阻表现，引起呕吐；中、晚期胃癌呕吐较为常见，呕吐前有心窝部疼痛和起包，呕吐后疼痛会缓解或消失，呕吐物内除胃液外，常可见隔夜食物，并伴有腐败的酸臭味。

呕吐的发生一方面是随着肿瘤的增大而出现；另一方面更主要的是与胃癌发生在胃的部位有关。如果肿瘤生长在贲门或胃底部癌延伸至贲门或食道下端时，此时患者会有吞咽不顺利的感觉，即食物进入胃内的速度减慢。若肿瘤进一步增长和发展，逐渐会出现吞咽困难，最后食物不能通过贲门进入胃内而暂时潴留在食管中。当食物在食管中潴留到一定量时会引起食物返流而从口中吐出。此外，有些发生在

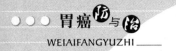
胃小弯部的肿瘤虽无幽门梗阻，但也因引起胃的蠕动紊乱，发生逆蠕动而出现呕吐。

吞咽梗塞感是指食物从口腔进入胃的过程之中的自我感受。正常情况下是不会出现吞咽梗塞感的，若胃癌发生在胃底贲门，以致侵及食道下段，则会出现此症状，开始时仅发生在进硬食时，以后则进软食也有梗塞感。此症状不仅见于胃癌，更多见于食管癌。因此，凡有吞咽梗阻感的人都应及时行 X 线钡餐或食管镜（胃镜）检查，以免延误诊治。

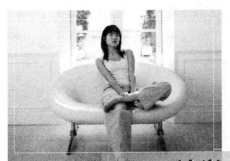

2

科学养生防治胃癌

如何护理胃癌患者

对胃癌患者，在护理工作中要注意发现患者的情绪变化，要根据患者的需要程度和接受能力提供信息；要尽可能采用非技术性语言使患者能听得懂，帮助分析治疗中的有利条件和进步、使患者看到希望，消除患者的顾虑和消极心理，增强对治疗的信心，能够积极配合治疗和护理。

对胃癌患者要加强营养护理，纠正负氮平衡，提高手术耐受力和术后恢复的效果。能进食者给予高热量、高蛋白、高维生素饮食，食物应新鲜易消化。对于不能进食或禁食患者，应从静脉补给足够能量、氨基酸、电解质和维生素，必要时可实施全胃肠外营养。对化疗的患者应适当减少脂肪、蛋白含量高的食物，多食绿色蔬菜和水果，以利于消化和吸收。

胃癌患者如何努力康复

胃癌是我国发病率高，危害极大的恶性肿瘤之一。对于每一位胃癌患者来讲，只有不断巩固治疗成果，防止复发和转移，达到痊愈，才算恢复了健康，这一过程就是康复。胃癌患者的完全康复主要依靠患者本人。当然，家庭、社会、医院对促进康复也有着重要作用。

树立活下去的信心和决心　癌症的确使人从精神到身体受到全面打击。然而，一个人本身就是在同各种事物的抗争中生存，目的是为了活下去。对待疾病也是这样。临床经验证明，同样的医疗条件，一些患者敢于树立起战胜疾病的必胜信心，有着与疾病作斗争的坚强意志，往往要比那些被癌症所吓倒的患者治疗效果好得多。同样的道理，康复活动也要充满信心，增强斗志，只有这样，才能完成康复。一个健康人如果失去生活的信心也会夭折，患了癌症就需要有比普通人更强烈的活下去的愿望。

定期和及时复查　由于胃癌的恶性程度高，有可能出现复发或转移，所以在第 1~2 年内每 3 个月左右应复诊复查 1 次，5 年之内每半年左右复查 1 次，5 年以后每 1 年复查 1 次。如果发现复发，早期处理效果是比较好的。

坚持后续治疗　Ⅱ、Ⅲ期胃癌患者有必要继续化疗和中药治疗，坚持治疗是防止复发的主要措施之一。

加强营养，饮食抗癌　古人云："病从口入"。实践证明，饮食可以"致癌"，也可以"治癌"。因此胃癌患者要保证充足的营养，多进抗癌食物，比如多吃大蒜，食用含维生素 A 和维生素 C 丰富的食物。

增强体质锻炼　选择合适的体育锻炼，多吸新鲜空气，有助于康复。

社会关心、家庭支持　康复离不开社会和家庭的温暖与支持。过去人们谈癌色变，现在看到许多癌症患者康复的事实，人们的态度已有了很大的转变。全社会关心和家庭细心照顾对胃癌患者的康复是极大的鼓励。

如果说现代高超的医术和先进的医疗设施给胃癌患者创造了良好的治疗条件，那么康复的秘诀就在于个性和信念。积极主动、热爱生活，敢于与疾病作斗争，胃癌患者具有坚强的个性并充满信心才能康复。

 ## 胃癌手术后护理要注意什么

　　胃癌的手术切除是最有效的治疗方法。但由于术后大部分胃被切掉了，留下的残胃体积变小了，会引起消化、吸收等功能的改变。有些患者在一段时间内可能有进食后上腹部饱胀感，大便量少、次数增多或空腹时胃内烧灼、隐痛等。怎样减轻这些症状，尽快地适应这个变化呢？除了鼓励患者保持心情舒畅、加强锻炼、增加营养外，在护理方面要注意以下几项。

　　★进食量应由少到多、由稀到稠逐渐适应。进食时要细嚼慢咽，以减轻残胃的负担。可少食多餐，一般每天进食 5~6 次为好。

　　★术后 2~3 周时，有部分患者可能进甜食（如牛奶加糖等）后出现心慌、出汗、头昏、恶心、上腹部不舒服等症状，一般持续 15~30 分钟可自行缓解，被称之为"倾倒综合征"。为防止出现这种情况，要适量进食易消化的咸食，并要控制进食速度。进食后最好躺下休息 15~20 分钟。这种情况一般在术后 1~2 个月能逐渐消失，如果超过 2 个月不见好转要到医院检查治疗。

　　★胃癌手术后要按医嘱用药，防止发生贫血。还要根据具体情况进行其他辅助治疗，如化疗、免疫治疗、中药治疗等。更重要的是一定要定期复查，如大便潜血、胃肠透视、胃镜、B 超、胸片等，以便及早发现胃癌的复发或转移。

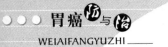

★术后患者应早期活动。术后病情稳定后即可做深呼吸、翻身、肢体伸屈等活动。病情许可应尽早下床活动，这对胃手术后胃肠道功能的恢复，吻合口愈合及预防术后肠粘连，减少合并症的发生有重要作用，也有利于呼吸、循环及肌肉功能的恢复。

✦ 什么是胃癌的三级预防

胃癌是多种因素复合作用的结果，而且某一特定地区其具体因素也不尽相同。预防胃癌一般分为三个级别。

一级预防　即病因学和发病学的预防。在目前已了解的胃癌流行因素的基础上应加强宣传教育，使人们了解胃癌预防的知识，重点放在饮食方面。避免进食粗糙食物，未经精细加工的玉米、高粱和小麦等带有较硬外壳的粗粮。进食此类食物后，其对胃黏膜可造成机械性损伤，降低胃黏膜的防御功能。此时如蛋白质、脂肪的进食不足，又可使得受损的胃黏膜不能及时的修复。少吃盐腌、油炸和熏烤食品，因盐腌食品中有较多的亚硝酸盐，油炸和熏烤食品在加工过程中可使苯并芘的含量增加，其同样有致癌作用。所以，就预防胃癌而言，应减少饮食中的盐摄入，每日控制在 6 克以下。我们应该改变传统的盐腌或熏烤等保存食品的方法，应广泛应用冷冻保鲜贮存。多吃新鲜蔬菜、水果和多饮牛奶。新鲜蔬菜、水果，牛奶中含有大量的维生素，它们可参与机体的修复，保护胃黏膜和机体的天然防病屏障，防止化学性致癌物质在机体内的合成，有利于机体的抗癌。改变进食习惯和方式，饮食要有规律，按时进食，避免暴饮暴食。进食不宜过快，食物不能过烫。不抽烟，不饮烈酒。这些均有利于维护胃的正常功能，减少对胃的损伤而达到预防的目的。

二级预防　即提倡胃癌早期发现、早期诊断和早期治疗，这"三早"在胃癌的预防上起着重要的作用。基层初级保健单位的建设是胃癌早期发现的关键，主要是掌握胃癌的危险人群。40 岁以上具有慢性胃病史的人、胃癌患者的家族成员，尤其是恶性贫血、胃息肉、手术后残胃15年以上、萎缩性胃炎、肠上皮化生、胃黏膜上皮异型增生和胃溃疡的患者应提高警惕，做到定期上医院观察。患者自身、特别是长期胃病久治不愈更要加强自我预防，定期上医院检查很有必要，以达到胃癌的早期发现。通过X线钡餐检查、胃镜检查和胃黏膜的活检，一般胃癌都可获得确诊。但要达到早期诊断的目的，有胃黏膜上皮异型增生、不完全型结肠上皮化生等高危患者不可掉以轻心，要定期随访，行胃镜和胃黏膜活组织检查，一些早期胃癌和微小胃癌均是在随访中发现的。胃癌一经确切诊断后，患者本人不要抱有悲观态度，应积极主动地配合治疗，争取及早手术治疗。随着肿瘤防治工作的开展，我国早期胃癌的诊断病例日益增多，而早期胃癌的治疗效果远比晚期胃癌的疗效好得多。

三级预防 即提高生存率、和生存质量促进患者的康复。对各期胃癌患者都要力争手术治疗，对早期、中期胃癌应积极施行肿瘤的根治术。对晚期胃癌应加强综合治疗，提高生存率，要解除疼痛，提高生活质量。治疗后患者要定期随访观察，采取各种措施促进康复。

✦ 慢性胃病患者如何早期发现癌变

慢性胃病是各种慢性胃炎、胃溃疡、胃息肉，以及胃手术后等胃部疾患的统称。有慢性胃病的人已经证实其胃癌的发病率比一般人群高出几倍。由于各种慢性胃病均可有上腹痛、腹胀、胃出血等消化道症状，而胃癌早期也有类似的表现，因此有些早期胃癌的人有不适症状时，往往自认为系胃炎、溃疡所致，自己服药治疗，不及时到医院诊治，丧失了早期发现胃癌的机会。这种情况在有慢性胃病的人中更为多见，而事实上慢性胃病患者正是胃癌的高危人群。因此，慢性胃病的人怎样才能做到早期发现胃癌，已成为一个重要的问题，下面结合临床实际提供几点参考意见：

▲凡是有慢性胃溃疡、萎缩性胃炎、胃息肉、胃部手术后的患者，应该将自己列为胃癌的高危人群，学习一些防治胃癌的知识；

▲对各种慢性胃病应系统治疗，并到医院经胃镜或 X 线钡餐复查，确认治愈才行，不能以症状缓解作为治愈的标志；

▲出现新的不适症状或原有上腹痛的规律性发生改变，或服药效果欠佳，以及出现贫血、黑便、乏力、消瘦等，应及时到医院检查；

▲定期到医院复查，一般是 1 年左右 1 次，最好是胃镜检查与 X 线钡餐检查相互补充，一方面确定慢性胃病有无复发和加重，另一方面看看有无恶变的发生；

▲40 岁以上的慢性胃病患者更应提高警惕性，按照医生的要求及时和定期复诊，最好与医院建立追踪联系。

✦ 胃溃疡久治不愈要不要防癌变

胃溃疡是消化科最常见的一种疾病。据临床研究，有 10%~20% 的胃溃疡患者有慢性发作久治不愈的病史，而其中又有 10% 的患者会发生癌变。因此，凡是有慢性溃疡反复发作病史的胃溃疡患者，应将此看作是一种危险信号而予以高度重视。

胃酸与胃蛋白酶的消化作用及胃黏膜屏障的损害是胃溃疡的主要致病因素。临床多因治疗不及时、不彻底或因不良生活习惯而诱发，其症状多表现为上腹疼痛、恶心、呕吐、返酸及呕血、解黑便等。由于胃溃疡反复发作，溃疡边缘黏膜在损伤过程中常常表现出不同程度的异型增生，此时受到致癌物质的作用后完全有可能演变成胃癌。

胃溃疡癌变好发于中老年患者，因病变部位和侵蚀方面的不同，临床表现也不尽相同，且病变早期缺乏特异性，临床难以辨别和发现。而病变发展到中晚期，临床常表现为持续性上腹疼痛、恶心呕吐、食欲下降、体重减轻，严重者可出现上消化道出血。因此，有慢性胃溃疡病史的中老年患者，发病后应及时治疗，长期不愈者，则要考虑它可能会出现的严重后果，需要定期请消化专科医生进行检查。目前最常规最普及的检查是胃镜，它可以直接观察到病灶的性状，判断病灶的预后，还可以活检局部组织进行病理学检查，以尽早发现可能出现的癌变。如病理学检查发现有中重度不典型增生情况，应视为溃疡癌变的前兆现象，必须密切随访，及时根治，以防后患。

 ## 怎样早期发现胃溃疡癌变

疼痛性质的改变　溃疡病的特点是规律性疼痛。胃溃疡为饱餐痛，疼痛在饭后半小时至 2 小时出现，至下次进餐前疼痛已消失。十二指肠溃疡是饥饿痛亦称空腹痛，疼痛多在饭后 3~4 小时出现，持续至下一次进餐前，进食后疼痛可减轻或完全消失，有的患者可出现夜间痛。如果溃疡发生在距十二指肠相近的胃幽门部，则疼痛节律性与十二指肠溃疡相同。一旦胃溃疡疼痛性质发生了改变成为持续性疼痛或者有所减轻，此时应警惕癌变的可能，应及早去医院检查。

明显消瘦　凡年龄在 40 岁以上的胃溃疡患者，短期内有食欲减退、厌肉食、恶心、呕吐、吐隔宿食或暗红色食物、营养状态不佳、明显消瘦、疲乏无力等症状，且药物治疗效果变差，这可能是恶变的信号。

出现固定的包块　一部分胃溃疡患者在其心窝部可摸到包块、质硬、表面不光滑，而且包块迅速增大，按压疼痛。随包块的增大，呕吐也随之加重，此种情况大都是发生了恶变。

无法解释的黑便　一般黑便可见于进食大量猪、羊、鸡等动物血之后，也见于服某种药物之后。如果溃疡患者出现了无法解释的黑便，或者化验大便潜血持续阳性，需特别注意，应进一步检查，这往往是恶变的先兆症状。

上述情况只要具备其一者，就应立即去医院就诊，进行有关方面的检查。

✧ 为什么说患者是早期胃癌的发现者

迄今，虽然胃癌的确切致病原因尚不十分明了，但是某些慢性胃部疾患可以演变成胃癌的事实已毋庸置疑。

实践经验表明，胃癌患者病情的凶吉，直接取决于肿瘤发现的迟早。因而构成胃癌有别于其他恶性肿瘤的显著特点，换言之，处于早期阶段的胃癌，只要通过手术治疗，即可达到根治的目的。目前，国内外学者均十分强调，提高胃癌的治疗效果关键在于早期发现、早期诊断和早期治疗。

有的肿瘤专家称胃癌为"自觉癌"。其含义有三：①胃癌即便是早期也常可引起患者的自感不适；②胃癌的早期发现应立足于患者；③在舍取胃癌的诊断过程中，医生尤其应注重患者的自诉和病情的变化。不言而喻，只有早期诊断在先，才能谈及早期治疗。诚然，目前诊断胃癌的手段已有了突破性的进展，通过 X 线检查、光导纤维胃镜检查、胃脱落细胞学检查以及免疫学、生化学等各种措施、绝大部分胃癌患者可以得到明确诊断。但是，跨进医院大门的第一步则常常仍要由患者来抉择，这是达到早期发现肿瘤的开端。

有人对 1000 余例胃癌患者初期表现的症状进行分析，结果发现出现上腹部疼痛或不舒适占 84.3%；消瘦占 73.8%；食欲减退占 58.5%；大便颜色变黑占 32.2%。由此得到启示，凡年龄在 40 岁以上（但年龄不是绝对的因素），尤其是男性患者，于短期内出现下述现象时，应警惕胃癌的可能，需赴医院做进一步检查。这些现象是：①不明原因的食欲减退（不思饮食）；②进行性消瘦，伴体重明显减轻；③大便颜色变黑；④贫血；⑤原有的胃溃疡病在近期内上腹部饱满不适及疼痛程度均有加重，并且自觉上述性质发生变化，如疼痛由原来的节律性变成了持续性或不规则；⑥常用药物的疗效降低或无效。

萎缩性胃炎患者如何防癌

慢性胃炎（慢性浅表性胃炎和慢性萎缩性胃炎）是常见病和多发病。胃镜普查证实，我国人群中慢性胃炎的发病率高达 60% 以上，萎缩性胃炎约占其中的 1/5。

萎缩性胃炎以往曾被认为是胃癌前奏，现在看来这种认识有失偏颇。但萎缩性胃炎与胃癌确有一定关系，其根据是：①研究证明，对萎缩性胃炎胃镜取材活检，有"结肠型肠上皮化生"和"异型增生"这两种胃黏膜病变者，有可能发展成胃癌——这已是公认的事实；②流行病学调查，在胃癌高发地的人群中，萎缩性胃炎的发病率高；③病理检查发现，胃癌周围的黏膜中，萎缩性病变多见。

可以这样说，萎缩性胃炎虽非癌前病变，但如任其自然发展，确有少数病例可能演变成胃癌。因此，一定要采取措施认真对待，使病情保持稳定，以避免癌变的发生。以下为萎缩性胃炎癌变的预防措施。

◆**抗菌治疗**　当今医学界公认幽门螺杆菌是慢性胃炎的致病菌，故应首先进行抗菌治疗。

◆**口服胃黏膜保护剂**　常用的药物有硫糖铝，能与胃黏膜的黏蛋白络合形成保护膜，以保护胃黏膜；胃膜素，能在胃内形成膜状物覆盖黏膜面，减少胆汁反流对胃黏膜的刺激；叶绿素，有促进炎症消退保护胃黏膜的作用；猴菇片能保护胃黏膜。

◆**提高胃酸浓度**　萎缩性胃炎常无酸或缺酸状态，可服用胃蛋白酶合剂或稀盐酸合剂，或五肽胃泌素小剂量肌注，有保护胃黏膜和促使壁细胞分泌盐酸的作用。

◆**服用维酶素**　能提高人体免疫力，增强人体内解毒酶的活性，抑制癌细胞生长和防止细胞的异常代谢。

◆**治疗胆汁反流**　在幽门括约肌功能障碍时或胃-空肠吻合术后，可因长期胆汁反流而破坏胃黏膜屏障，造成慢性浅表性胃炎，进而发展成慢性萎缩性胃炎。在此情况下应用胃动力药，可防止胆汁反流，从而达到保护胃黏膜的目的。

◆ **饮食疗法**　胃酸过低和有胆汁反流者，宜多吃瘦肉、禽肉、鱼、奶类等高蛋白低脂肪饮食；应细嚼慢咽，忌暴饮暴食；避免长期饮浓茶、烈酒（特别是酗酒）、咖啡和进食辛辣、过热和粗糙食物。

◆ **消除某些致病诱因**　如戒烟，避免长期服用对胃黏膜有刺激的药物（如水杨酸钠、消炎痛、保泰松和阿司匹林等），缓解精神紧张，保持情绪乐观，从而提高免疫功能和增强抗病能力。

◆ **定期复查**　对萎缩性胃炎伴不完全性结肠型肠上皮化生和异型增生的患者，要定期做胃镜进行复查。一般性萎缩性胃炎 3 年复查 1 次，不完全性结肠型肠上皮化生伴轻度异型增生者 1 年 1 次，伴中度异型增生者 3 个月 1 次，伴重度异型增生者可予手术切除。

✦ 青年人如何预防胃癌

青年人防胃癌的关键就是早期诊断，要做到达一点最重要的就是提高警惕，勇于检查。而最大障碍就是忽视，自认为年轻，有点胃病不算啥，得胃癌的机会很少，这一连串的错误，往往可能导致无法挽回的后果。

当今诊断早期胃癌最有效的办法就是胃镜检查，即使不是胃癌，查出了其他胃病，不仅可以使患者放下心理包袱，也会使其他胃病得到及时治疗。但有的人一听说胃镜检查就害怕，其实，这种检查虽有轻度不适，但并非不能耐受，大多数人都能顺利通过这一关。况且，目前随着无痛胃镜的开展，人们对胃镜检查不再望而却步，青年人若有胃部不适最好到医院及早检查，及早治疗。

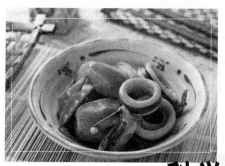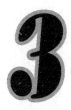

科学饮食防治胃癌

 ## 食物中的抗癌因素有哪些

新鲜蔬菜和水果　调查表明，新鲜蔬菜和水果的用量与胃癌死亡率呈明显的负相关。美国自 1930 年，日本自 1950 年起，水果和蔬菜食用量增加，继而观察到胃癌死亡率明显下降。大量食用新鲜蔬菜和水果可以降低胃癌发生率，其可能的原因有以下两点：一、新鲜蔬菜和水果中致癌物少；二、新鲜蔬菜和水果中含大量的维生素 A、维生素 C 和维生素 E 等。维生素 A 能使上皮细胞分化成特定的组织，使人体鳞状细胞癌和其他细胞癌消退，并可刺激抗肿瘤的免疫系统，以预防胃癌的发生。根据维生素 A 的来源可分为植物型（胡萝卜素）和动物型（视黄醇），植物型维生素 A 有更强的防癌效果。维生素 C 的作用机制是抑制内源性亚硝胺的合成及抑制组织细胞对致癌化合物的转化，甚至可使已转化的细胞逆转，以产生抗癌作用。维生素 E 的抗肿瘤作用有三个方面：①体内抑制致癌物亚硝胺的形成；②某些致癌物在体内可形成自由基，维生素 E 则可抑制自由基的形成，保护细胞的正常分化；③增强机体的免疫功能。

豆制品、牛奶　牛奶、豆制品、鲜鱼、鲜肉、蛋对胃黏膜有保护作用。豆类中含有多种蛋白酶抑制剂、不饱和脂肪酸和酚类化合物，对致癌过程和亚硝胺形成有抑制作用。美国学者从动物实验中发现豆类食物中的粗蛋白酶有很好的防癌作用。牛奶中富有钙和维生素 A，还有蛋白质的胶体，对胃黏膜有保护免受毒物侵害的作用。膳食蛋白质可能影响某些酶的活力，从而在改变致癌物质中起重要作用。

大蒜、绿茶　研究发现，大蒜对胃癌的抑制作用。此种现象在每年食蒜量超过 2.5 千克时即可出现。据山东及北京的资料，大蒜的年用量与胃癌的发病呈明显的负相关。实验研究表明，食用大蒜可使胃的泌酸功能增加，胃内亚硝酸盐的含量及真菌或细菌的检出率均有明显下降。大蒜能抑制 N-二乙基亚硝胺的合成。山东省苍山县盛产

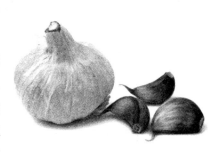

大蒜，该县居民有常年食蒜习惯，胃癌死亡率仅是胃癌高发县山东省栖霞县的 1/12。因此，大蒜很可能是一种较理想的干预胃癌发生的食物。

茶叶为近来颇受重视的天然防癌剂之一。在绿茶产地和有饮茶习惯的地区或民族，肿瘤发病很低。人体实验证实，每日饮用 1~5 克茶叶的茶水，可明显阻断体内亚硝酸盐的合成。绿茶中含有维生素 C、维生素 E 和茶多酚等多种亚硝化抑制剂。因此，大蒜和绿茶可能是一种较为理想的预防胃癌发生的饮食物。

✦ 熏制食物会导致胃癌吗

饮食因素在胃癌的致病因素中占有突出的地位。熏制食品中含有环芳烃类致癌物，可破坏胃黏液屏障的保护作用，使进入消化道的致癌物直接进入胃黏膜，从而诱发癌症。

熏制食品有致胃癌和呼吸道癌的作用，而且熏制的时间越长，致

癌性就越强。因为，在熏制食品中常含有多环芳烃类化合物，长年食用，尤其是吃熏制过度及焦化的食品潜伏着致癌的危险，和熏制品关系最密切的是胃癌和肠癌。多环芳烃类化合物是煤炭、木材、石油等有机物不完全燃烧的产物，目前已知的多环芳烃类化合物约有两百种

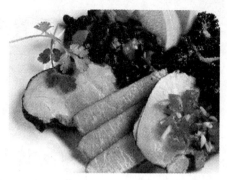

左右，其中3、4-苯并芘有很强的致癌作用。

熏制品中所含有的苯并芘其来源有：熏烟中含有这类物质，在熏制过程中能污染食物；肉类本身所含的脂肪在熏制时如果燃烧不完全，也会产生苯并芘；烤焦的淀粉也能产生这类物质。研究表明，从煎烤或烟熏的牛肉、鱼表面切下的焦痂物质有很强的致突变性，远远超过其中苯并芘或多环芳烃类化合物所能引起的突变现象。有学者认为这与食品热裂解产物有关，这类热裂解产物种类较多，比较复杂，有数十种具有致突变作用的食品热裂解产物，总称为氨基咪唑并氮杂芳烃，也称杂环胺类化合物，这些物质在煎烤的动物性蛋白如牛、猪、羊，鸡、兔的肉类、蛋品及加工产品咸肉、火腿等中都能检出。

熏制食品致癌性的大小决定于许多因素：

★与食入量有关，吃得越多，摄入的苯并芘等致癌物也越多，所以熏制品不宜作为日常食品；

★与熏烤方法有关，最好选用优质焦炭作为熏烤燃料，熏烤时食物不宜直接与火接触，熏烤时间也不宜过长，尤其不能烤焦；

★和食物种类有关，肉类熏制品中致癌物质含量较多，而淀粉类熏烤食物，如烤白薯、面包等含量较小。

当然，不是说熏烤制品绝对不能吃，偶尔吃一些还是别有风味的。但是考虑到它有潜在的致癌性，不宜作为日常食品食用。此外，如果是家庭制作熏制品，要注意熏制方法，选用优质焦炭作为燃料，避免过度熏烤。

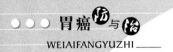
盐腌食物会导致胃癌吗

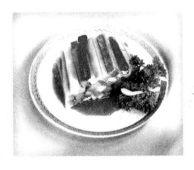

高浓度的盐分不但能降低胃黏液蛋白的浓度，破坏胃黏液屏障的保护作用，使进入消化道的致癌物直接进入胃黏膜，从而诱发癌症；另一方面，高盐食物也能造成胃黏膜溃烂，引起癌症的发生。酸菜中含有大量的硝酸盐和亚硝酸盐。这些物质在一定条件下可与胺类中的二级胺结合而生成致癌性极强的亚硝胺类化合物。胺类不仅在自然界中大量存在，而且霉菌常能促使食物中的二级胺含量大大增加。

盐腌食品常见有咸鱼、高盐酱菜等。我国统计沿海地区居民吃盐腌鱼（肉）、酱菜和盐多者，其胃癌发病率较内地吃盐腌菜和盐少者高。如山东烟台地区、浙江岱山县、福建长乐县的胃癌发病率和死亡率均较高，与当地人爱食盐腌食品有关。动物试验也已证实高浓度含盐与致癌物质合用有明显增强致胃癌作用。研究发现一般腌制食物用的粗盐中含有硝酸盐，盐腌食品中含有亚硝酸盐，二者在细菌等作用下均可转变成亚硝胺类，而亚硝胺的致癌作用已被证实。我国近几年一些城市广泛采用冷藏食物，明显减少了盐腌食物的摄入，胃癌发病率有所下降。

霉变食物会致胃癌吗

常见的霉变食物有霉大米、霉玉米、霉花生等。调查发现吃发霉粮食的人比不吃发霉粮食的人的胃癌发病率显著增高。

霉变食物中的霉菌在适宜条件下可产生致癌毒素，同时还可促进致癌物亚硝胺类的合成，具有双重致癌作用。有些霉菌本身可能会导致癌变，有的霉菌可使食物中的亚硝酸盐和二级胺的含量提高，从而为这些物质合成为致癌的亚硝胺类化合物提供了基础。

现在已知的有致癌作用的霉菌毒素有黄曲霉素、杂色曲霉素、岛青霉毒素、皱褶霉素、灰黄霉素、展霉素等，其中黄曲霉素是一种很强的致癌物质。

当然，并不是所有的霉菌都会产生毒素，日常食用的食品中有不少是酿造发酵的食物，如酱油、腐乳、馒头等。由于选用的都是无毒菌株，对人体是无害的。

小贴士

粮油食品的防霉去毒工作十分重要，在家庭中一定要注意，千万不可食用霉变的食品。

胃癌患者饮食原则是什么

掌握阴阳变化规律，调理阴阳，使机体保持"阴平阳秘"，是传统营养学理论核心所在。对饮食的宜与忌，中医也是从阴阳平衡方面作为出发点的，有利于阴平阳秘则为宜，反之为忌。胃癌患者多由于饮食不振，营养摄入不足，体质每况愈下。所以，胃癌患者的膳食治疗就显得更为重要。胃癌患者的饮食治疗原则主要有以下几点。

★保护胃黏膜，避免进食高盐、过硬、过烫食物，不暴饮暴食，必要时可少食多餐，要定时定量，吃易消化的饮食。

★食物要新鲜，多吃新鲜蔬菜和水果，增加优质蛋白质供应，不食腌制食品，不食烟熏、油炸、煎烤的鱼和肉，减少亚硝胺的产生。不吸烟，不吃辛、辣等刺激性食品。

★胃癌患者多有胃脘部饱胀、疼痛等食积不消的症状，故应进食易消化食物，如酸梅汤、鲜橘汁、山楂汁、果汁、姜糖水、面条汤、新鲜小米粥等，以助消化而止痛。进食切勿过凉、过热、过饱。

★胃癌患者常见恶心、呕吐、食欲不振，宜食开胃降逆的清淡食物，如杏仁露、藕粉、玉米糊、金橘饼、山楂糕等易于消化的食物。忌食重油肥腻。

★在胃癌术后，多因伤及气血而致全身乏力、四肢酸软、纳差自汗，应以益气养血为主.可食用鲫鱼汤、乌鸡汤、人参茶、桂圆、银耳、甲鱼。忌食坚硬、生冷食物。

★胃癌患者化疗期间，易出现头昏目眩、全身无力、恶心呕吐、白细胞下降等症。这时患者可食用牛奶、猪蹄、鸡蛋、西红柿、无花果、话梅、人参茶等，不要食过热、过硬的食物。

★胃癌晚期，患者多处于全身衰竭状态，进食困难，应以扶正为主，除增加营养外，常用西洋参或白人参泡水饮以增强其各脏器功能。

胃癌手术前后的饮食如何安排

在手术前，能进饮食的患者，要尽量多进饮食，其饮食营养，是为手术做准备，主要是增强体质，改善一些症状，减少术后的并发症。但胃癌患者往往有食欲不振、胃口不好、消化不良、贫血、体质衰弱的情况，既要增加营养，又要注意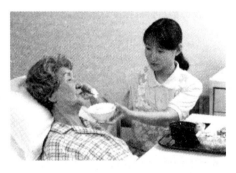以容易消化的食品为主。可以选择补气益血的食品如红枣、龙眼肉、赤豆、薏苡仁、山药等。鸡、鸭、鱼、肉都可以吃，但宜去油，以易消化者为主。还可进食一些牛奶，豆浆、粥、汤等。

在手术后一段时间内，以恢复体质为主，也应以蛋白质、补气益血的食品为主。由于胃癌患者手术后加以禁食及胃肠减压等，使胃肠产生功能紊乱。既有营养物质的不足，又有程度不同的功能障碍。因此饮食治疗既要适当补充营养、热量，给予高蛋白、高维生素类食物，又要调理脾胃机能，保护脾胃功能。在食物的选择上除了牛奶、鸡蛋外，应鼓励患者适当进食新鲜蔬菜、水果。如胡萝卜、菠菜、大白菜、番茄等。要补充蛋白质和维生素。如果手术后体虚的患者可给予补气养血食品如鸡肉、牛肉、红枣、薏苡仁、龙眼肉等。胃癌手术后开始是进流质食物可以给予牛奶、豆浆、米汤、果汁、藕粉等，然后是半流质的苡米仁粥、芝麻糊、菱角粥等，以后再进软食。食物要松软，易嚼碎、少渣，并要少量多餐。

中医认为手术治疗必将伤气耗阴失血。手术过程中的出血和体液丢失、组织器官创伤又可能影响机体的神经和内分泌功能，加之术后禁食和胃肠减压致胃肠道功能紊乱，所以术后常有气血亏损或气阴两伤、肝胃失调。因此，饮食调整的原则应是健肝养胃，益气育阴，滋肾补血。

胃癌放疗期间的饮食如何安排

放射治疗过程中，增强营养，可以减少放疗副作用，有利于较顺利的完成疗程。对放射治疗可能出现的副作用，也可选择食品，以减轻这些副作用或反应。胃口不好时，可选食容易消化、新鲜、芳香的食品。消化不良时，可选择陈米煮饭或粥，或饭焦煮粥等作为主食。也可吃些山楂、金橘来帮助消化、开胃。常用些醋作调味品，有助于肉类的消化。恶心时，可嚼些生姜、制姜等。腹痛时可常吃山楂、陈皮、姜汤。可用生姜或干姜两片加些红糖或白糖煮汤，饮用。腹泻时，可常吃山楂，也可喝些酸梅汤。

放疗期间的患者，宜多吃高维生素和高蛋白的食物，多吃十字花科蔬菜，如菜花、甘蓝、洋白菜、芥菜等，多喝菜汤、豆浆、蛋汤等，可以减轻放射治疗的副作用，减少放射线对正常组织的辐射

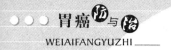
损害。

中医认为放射治疗灼热伤阴，临床上常见口干烦躁，舌红光剥。饮食调整原则上应多吃滋润清淡，甘寒生津之食物。

胃癌化疗期间的饮食如何安排

化学药物治疗的效果和患者的体质的好坏、营养的优劣有明显的关系。营养水平差、体质不好时，化疗效果较差，且副反应亦大。因此，在化疗期间，营养十分重要。同时，化疗常给患者带来较严重的消化道反应，如恶心、呕吐、食欲不振。因此，饮食调理同样显得十分重要。

在化疗期间，可含服止呕健脾作用的食物，如生姜、无花果、牛肉松等。还可用些补血的食品如赤豆、苡米仁、红枣等。其他如甲鱼、乌龟、鸡、牛肉、猪肉、羊肉等都可食用，但食用时要注意消化能力。也可进食猪肝、鸡、鸭血汤等，要注意适量。

化疗结束后，要及时注意吃能增加食欲和营养丰富的食物，如香菇炒鸡蛋、山楂瘦肉、牛肉、甲鱼、乌龟、牛奶、红枣、香菇、草菇以及其他新鲜蔬菜和水果。

如何饮食调控胃癌术后倾倒综合征

胃癌手术后倾倒综合征表现为进食后，特别是进食甜的流质，如加糖的牛奶 10~20 分钟后，即感上腹部不适、腹部胀痛、恶心、呕吐、肠鸣、腹泻、全身乏力、头晕、出汗、心慌、面部潮红，甚至虚脱。倾倒综合征多可通过饮食调节控制。术后患者应避免进食含糖过多的食物，以及牛奶和奶制品。症状较重和反复发作者，应进食高蛋白、高脂肪、低碳水化合物的食物，做到少量多餐，进餐时避免饮用流质等液体食物，餐后最好能平卧 30 分钟，餐后半小时~1 小时可以饮用少量无糖的液体。经过这些饮食调节方法可有效地减慢胃排空速度及排空量，90%患者的症状可以得到缓解。一般术后1~2年症状逐步减轻而不再发作。

术后低血糖综合征，又称晚期倾倒综合征，发生在进食后2~4小时，表现为心慌、出汗、无力、眩晕、手震颤、饥饿感、嗜睡，也可虚脱。其原因为食物过快地排入空肠，葡萄糖被过快地吸收，血糖呈现一过性增高，刺激胰腺分泌过多的胰岛素，因而发生反应性低血糖所致。通过饮食调节可减少和控制本征的发生。饮食上要求少食多餐，术后使胃肠道逐步适应，可用高蛋白、高脂肪与低碳水化合物饮食，避免甜的、过热的流质饮食。餐后平卧10~20分钟，并准备可供口服的糖类食品，一旦低血糖综合征症状出现，立即进食少量糖类食品就可缓解。多数患者经过6个月~1年能逐步自愈。

胃癌患者术后饮食有哪些注意事项

● 胃癌患者术后首先要加强营养，提高抗病能力。少量多餐，每日4~5次，从流质、半流到软食，开始时每次量约小半碗，以后慢慢增加。养成定时、定量的饮食习惯。一般除个别情况以外，鼓励患者尽早恢复正常饮食，时间在术后1个月左右。

● 饮食宜清淡、高维生素、高蛋白，富于营养，易消化，如面片、面条、各种粥、牛奶、豆浆、藕粉、肉汤等，并给予足量的维生素C，如鲜橘汁等。可适当补充一些铁剂，因胃切除后，胃酸减少或缺乏而影响铁的吸收，导致缺铁性贫血，可食动物肝脏、菠菜等。

● 禁烟、酒，禁吃霉变食物，禁食生硬、粗糙刺激之物。

● 为防止"倾倒综合征"的发生，要控制每餐汤水的摄入量，食物的总量和进食的速度，不要让较多的水或食物一下子进入残留的胃内，很快通过吻合口而进入肠道，一般以进食少量易消化的碱性食物较好。进食后应躺下休息 15 分钟左右为好。避免进食较多的甜流质或汤水。若出现头昏、心慌、出汗、腹部不适、恶心等症状，不必惊恐，躺下休息 15~30 分钟后，会慢慢自行好转。

● 可适当慢走、散步，每天轻揉腹部 15 分钟左右，早晚各一次，可帮助胃肠吸收和消化，有助于身体的康复。

✦ 胃癌患者服中药时饮食上要注意什么

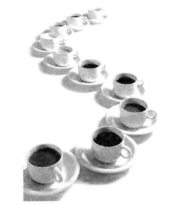

胃癌患者经过手术、化疗和放疗等治疗后，多表现为胃阴不足，口干纳少，食欲不振，常有恶心不适等。这时患者应忌食辛热香燥伤阴的食物和补品，如酒糟、辣椒、胡椒、芥末等。

食物性味与药物治疗要一致，可增强疗效和食欲。服热性药物宜配热性食物，而不宜食用过多的凉性食物；服平性药物宜配性平的食物；服凉性药物宜配凉性食物。

饮食量应与脾胃功能一致。如胃癌患者脾胃功能明显不好，宜少食多餐，食物少而精，忌过饱、过多和暴饮暴食。

饮食种类应与体质一致。体胖患者不宜吃肥腻食物，应多食清淡食物；体瘦患者不宜吃香燥食物，应多吃滋阴生津润燥的食物。

某些食物可能降低药物的疗效，要引起注意。如若服人参、地黄、首乌应忌萝卜；服黄芪、首乌、土茯苓等含铁药物应忌饮茶；服用荆芥后忌鱼、蟹；服白术忌桃、李子、大蒜；蜂蜜忌土茯苓；滋补中药忌服莱菔子等。

经常饮茶为什么能防治胃癌

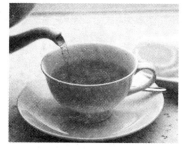

防治胃癌以绿茶为最好，其次为红茶。茶叶中含 500 余种成分，其中有丰富的维生素、无机矿物质、蛋白质、生物酶等。已有报道在绿茶产地和有饮茶习惯的地区及民族其肿瘤的发病率低。茶叶可阻断体内亚硝基化合物的合成，而亚硝基化合物是导致胃癌的主要化学物质之一。目前认为茶叶防治胃癌的机理及作用有以下 6 个方面。

▲茶叶可直接杀伤肿瘤细胞：茶叶中的某些成分，特别是绿茶中的咖啡碱、黄酮类、茶多酚等多种成分综合，有抗癌作用。

▲可增强机体免疫力和营养：茶叶含有人体必需的许多营养成分，如蛋白质，氨基酸，碳水化合物，矿物质，维生素，微量元素硒、锌等，这不仅能补充营养失调，还可提高机体的免疫力。

▲帮助机体消除有害物质：在古代就记载茶叶有某些功效，现已为科学所证实，茶中的某些成分可使有毒物质灭活、解毒和排泄。

▲抑制致癌物亚硝胺类的合成，特别是餐后饮绿茶作用更好。

▲对抗烟酒的危害：饮茶可促进酒精从尿中排出，抑制酒的致癌作用，茶叶中咖啡碱也能对抗烟雾的有害作用。

▲茶叶中有一种芳香油，能刺激胃液分泌，清除胃内积垢，减少胃癌的发生。

饮酒与胃癌有何关系

▲食物中某些致癌物本来不能吸收而是通过大便排出体外，但酒精却是这些致癌物的良好溶剂，促进了某些致癌物的吸收。

▲酒精不是人体必需的物质，进入体内可导致某些致癌物质的活化。

▲长期大量饮酒，损伤了胃黏膜，造成各型胃炎，以致胃酸缺乏，细菌得以繁殖，促进了致癌物亚硝胺类的合成。

▲市场上有些烈性酒的质量差，含有致癌物或促进剂，如甲醇可转化为甲醛，除了直接对胃起毒害作用外，还有致癌作用。

▲酒精可抑制人体免疫功能，造成对肿瘤的监督功能下降。

▲长期大量饮酒造成营养不良。此外饮酒还与肝硬变、肝癌、食管癌、肠癌的发病有一定联系。

微量元素与胃癌有何关系

研究表明，许多微量元素是潜在的致癌物质。例如，土壤或饮水中缺锰，可能是某些地区癌症发病率高的原因。土壤内缺铜、多锌可能与英国威尔士地区胃癌发病率高有关。胃癌患者血清中的锌、硒等微量元素均降低。锡与胃癌、肝癌、食管癌呈负相关。铋与胃癌、食管癌呈负相关。砷与肝癌、胃癌呈负相关。较多学者认为，砷与胃癌、肝癌呈负相关，即砷低的地区胃癌、肝癌死亡率高。

微量元素硒有抑制某些致癌物质的作用，如抑制致癌物亚硝胺的合成。此外，硒的缺乏还能影响机体免疫系统，降低对癌细胞的杀伤作用；而硒的增加则可提高机体免疫作用以预防肿瘤。据目前所知，硒不但有预防胃癌的作用，也有预防其他肿瘤的作用。

用餐前吃点菜能预防胃癌吗

为了防治癌症，医学家研究发现，用餐前吃点蔬菜能有效地给胃部杀毒。蔬菜中含有极丰富的硝酸盐，它进入胃部后可以产生一种叫氧化氮的化合物，而氧化氮能杀死胃中的有害细菌，故餐前先吃些蔬菜可对防止胃癌起到一定作用。另外，空腹吃蔬菜时蔬菜的养分会在短时间内进入血液中，有助于补充体力和养分，使人精神焕发。色彩艳丽的蔬菜对防癌作用极佳。

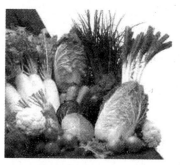

因此，可选择几样爽口，而又赏心悦目的蔬菜餐前开胃。如：胡萝卜、青萝卜切成细丝放点醋和糖，或切成块直接食用，胡萝卜去皮生食，番茄拌白糖或直接吃，黄瓜切条生食。也可将几样蔬菜切块放在一起，有红有绿，开心开胃。

适合胃癌患者的茶饮有哪些

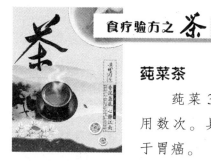

食疗验方之 **茶**

莼菜茶

莼菜 30~50 克。莼菜水煎成粘稠液。每日饮用数次。具有清热解毒，化瘀散结的功效，适用于胃癌。

甜瓜种仁茶

甜瓜种仁适量。打碎去脂，加 300 毫升水煎汁。代茶饮。具有清热解毒，化瘀散结的功效，适用于胃癌。

芦苇根茎茶

芦苇根茎 15 克。芦苇根茎加水 300 毫升煎汁。代茶饮。具有清热解毒，化瘀散结的功效，适用于胃癌。

鸡内金茶

鸡内金 10~15 克。加 200 毫升水煎汁。代茶饮，3 次分服。具有

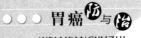
清热解毒，化瘀消食的功效，适用于胃癌。

蒜头茶

大蒜头 20 克，绿茶 2 克，红糖 10 克。将大蒜头剥去皮，捣烂成泥，再与绿茶、红糖一起加沸水 500 毫升冲泡 10 分钟。不拘时，代茶饮。具有消炎杀菌，清热解毒，防癌抗癌的功效，适用于胃癌。

玫瑰花茶

玫瑰花瓣 10 克，茉莉花 5 克，绞股兰 5 克，绿茶 5 克。将以上三味合置一大杯中，沸水冲泡即成。每日频饮。具有理气解郁，舒肝健脾，止痛抗癌的功效，适用于胃癌。

菱角茶

新鲜菱角 20 个。将新鲜菱角洗净，用沸水浸泡片刻，清水冲洗后，连外壳切碎，入锅，加水适量，煎煮 2 次，每次 40 分钟，过滤取汁，浓缩至 300 毫升，过滤的菱实去壳备用。每日 2 次，每次 150 毫升菱角汁，菱实可同时嚼食。具有安神补脏，益精抗癌的功效，适用于胃癌等。

大黄蜜饮

生大黄 80 克，蜂蜜 100 克。将生大黄晒干或烘干，研成细粉，瓶装备用。每日 3 次，每次用适量蜂蜜温开水送服 3 克。具有泻热通便，活血化瘀，凉血止血，抗癌的功效，适用于热毒壅滞、胃癌出血。

适合胃癌患者的米粥有哪些

食疗验方之 **粥**

菱角姜附粥

菱角 60 克，熟附子 9 克，干姜 9 克，砂仁 6 克，大米 60 克。将菱角、熟附子、干姜、砂仁加水煎汁去渣，入大米如常法煮粥，以米花粥稀稠为度。每日 1 次，趁温服食。具有温阳健脾，

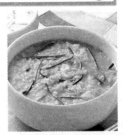

降气和胃的功效，适用于胃癌。

荠菜花莲子藕粥

荠菜花 30 克，藕片 15 克，莲子 12 克，大米 60 克。将大米淘洗干净，与荠菜花、藕片、莲子一同放入沙锅中，加清水适量煮成稀粥即可。每日 1 剂，分早晚 2 次食完，经常食用。具有清热养阴，止血抗癌的功效，适用于胃癌患者手术后或放疗化疗中阴虚内热。

萝卜粥

新鲜萝卜 250 克，大米 100 克。将新鲜萝卜洗净切碎，与淘洗干净的大米一同入锅煮粥。每日早晚温热服用。具有化痰止咳、消食利膈，止消渴的功效，适用于胃癌。

薏苡仁玉米粥

薏苡仁 50 克，玉米 50 克。将薏苡仁、玉米分别洗净，晒干或烘干，同研成粗粉，入锅，加水煮成稠粥。每日早晚分食。具有清热利湿，补虚，抗癌的功效，适用于胃癌。

柴胡白芍木瓜粥

柴胡 10 克，白芍 10 克，木瓜 12 克，白术 15 克，薏苡仁 30 克，调料适量。前四味煎汤，去渣后加薏苡仁、调料煮粥食。早晚餐食用。具有疏肝理气，和胃抗癌的功效，适用于肝胃不和型胃癌。

山楂陈皮香橼粥

生山楂 15 克，陈皮 10 克，香橼 6 克，大米 60 克，荷叶 15 克，冰糖 15 克。将山楂、陈皮、香橼、荷叶放入锅中，加清水适量煎煮30 分钟，去渣，加入淘洗干净的大米煮成稀粥，加冰糖调匀即可。每日 1 剂，分早晚 2 次食完，连食 5~7 日。具有健胃消食，理气导滞的功效，适用于胃癌患者手术后或放疗化疗中腹胀，食欲不振。

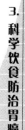

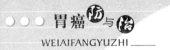
适合胃癌患者的点心有哪些

食疗验方之 **点心**

鸽肉大枣饭

乳鸽1只，大枣1枚，香菇3朵，枸杞子10克，生姜片5克，大米、精盐、白糖、白酒、植物油各适量。将乳鸽宰杀，去毛及内脏，洗净，砍块，放入大碗中，加入精盐、白酒、白糖、植物油调匀腌渍，再加入大枣、香菇、姜片拌匀。将大米淘洗干净，放入饭锅中，加清水适量煮至水将干时，把拌好的鸽肉、大枣等铺在饭面上，盖严，用小火焖熟即可。作晚餐食用，但不宜过饱。经常食用。具有补益气血，健脾益胃的功效，适用于胃癌患者手术后贫血体弱。

山药扁豆糕

鲜山药100克，鲜扁豆25克，陈皮丝1克，大枣肉250克。将山药去皮洗净，切成薄片。将山药片、扁豆、陈皮丝、大枣肉分别切碎捣成泥，然后混合拌匀做成饼，入锅隔水蒸熟即可。每日2次，每次50~100克，经常食用。具有健脾开胃，益气消食的功效，适用于胃癌。

防治胃癌的菜肴有哪些

食疗验方之 **菜肴**

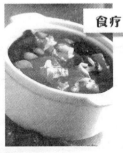

独蒜猪肚

猪肚1个，独头蒜100克，陈皮10克，花生20克，胡椒10克，油、盐、葱、姜、黄酒适量。猪肚去脂膜后切丝，入沸水中烫透，待油热后加入诸料略翻炒，再加入肉汤，炖至熟烂即成。佐餐食用。具有温中健脾，和胃解毒的功效，适用于脾胃虚寒之胃癌。

芦笋炒香菇肉丝

芦笋 400 克，香菇 100 克，瘦猪肉 300 克，植物油、精盐、味精、生姜丝、麻油各适量。将芦笋洗净切碎；香菇用温水泡发，洗净，切成丝条；猪肉洗净切成肉丝。将植物油放入锅中烧热，放肉丝，翻炒数分钟，加入芦笋、香菇、植物油、精盐及清水少许，炒至熟，再加入味精、生姜丝、麻油，再炒片刻即可。经常食用。具有健脾养胃，防癌抗癌的功效，适用于胃癌。

✦ 适合胃癌患者的汤羹有哪些

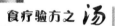
食疗验方之 汤

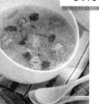

仙人掌玉米汤

玉米 100 克，仙人掌 100 克，红糖适量。将玉米加水适量，旺火烧开后改用小火煨炖 1 小时，加入仙人掌丁和红糖，搅匀再煨炖 15 分钟后即可。每日 1 剂，分 4 次服用。可长期代茶服用。具有健胃调中，防癌抗癌的功效，适用于胃癌。

乌龟猪蹄人参汤

白人参 5 克，乌龟 500 克，猪蹄 250 克，精盐适量。将乌龟宰杀，去内脏，洗净，切成方块；猪蹄洗净，砍成块，与人参一起放入锅中，加清水适量，用小火煮熟，加精盐调味即可。每周 2 次，每次 1 剂，分 2 次至 3 次食完，经常食用。具有益气生血，大补虚损的功效，适用于胃癌患者手术后或放疗化疗中体质虚弱，贫血。

猪肉苦瓜汤

苦瓜 250 克，瘦猪肉 300 克，生姜 60 克，香菇 5 朵，植物油、醋、精盐各适量。将瘦肉洗净切丝；苦瓜洗净直切成两半，去籽去瓤，横切片；香菇洗净，用清水泡发。将瘦肉、苦瓜、生姜、香菇放入沙锅中，加清水适量，用大火烧沸后，改用小火煮15分钟，加精盐、植物油、醋，再煮5分钟即可。食肉喝汤。每日1剂，1次或分2次食完，连食5~7日。具有健脾养胃，解毒抗癌的功效，适用于胃癌患者手术后或放疗化疗中体弱虚热。

苦瓜鱼肚排骨汤

苦瓜250克，猪排骨1000克，油发鱼肚100克，香菇30克，生姜30克，醋、白糖、精盐各适量。将猪排骨洗净砍块；鱼肚洗净切块；苦瓜洗净，去籽，横切片；香菇用清水泡开，洗净，切片。将排骨、苦瓜、鱼肚、香菇、生姜放入沙锅中，加清水适量，用大火烧沸后，改用小火烧30分钟，加醋、糖、精盐调味，再烧5分钟即可。经常食用。具有补益气血，健脾养胃的功效，适用于胃癌患者补益气血兼清热的辅助治疗。

黄芪阿胶薏苡仁汤

黄芪30克，生薏苡仁30克，阿胶12克，冰糖适量。将黄芪、薏苡仁加水800毫升煎至500毫升，过滤加冰糖及阿胶，再煎至溶化为度。每日分数次饮服。具有补气养血，健脾利湿的功效，适用于胃癌气血双亏者。

慈菇芦笋羹

山慈菇30克，芦笋300克，冰糖适量。将山慈菇去皮切片，芦笋切片，加水及冰糖煮半小时即可。经常食用。具有化痰散结，清热解毒，抗癌的功效，适用于胃癌患者胃脘胀痛、口苦，有热象者。

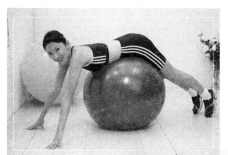

4

合理运动、心理调适防治胃癌

✦ 胃癌患者需要运动吗

　　癌症患者手术后适当的全身活动是必要的，但要以身体状况允许为前提，因人而异。

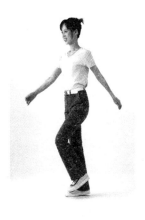

　　● 术后如无禁忌症，患者应在 1~7 天后离床活动，可由家属搀扶在病房里走动，以促进身体各部机能的恢复。

　　● 如果手术创伤较重，术后体力较差，不能下床时，可在床上做肢体运动和翻身动作。

　　● 如果身体恢复良好，可逐步加大运动量，变换锻炼内容，从散步、气功、太极拳到做操乃至慢跑。

✦ 气功防治胃癌的机理是什么

　　气功有增强机体免疫功能，改善体质，调节脏腑功能，缓解症状的作用。

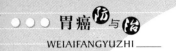
气功防治胃癌运用调身、调息、调心的方法，疏通人体经络，激发经气活力，调和气血，平衡阴阳，提升正气，从而达到扶正祛邪的目的。练功有素者在进入气功境界后，精神处于高度宁静和同步协调状态，脏腑器官乃至微观结构均处于高度有序运行过程中，机体潜能得到了充分发挥。研究发现，气功对免疫系统的功能有明显的影响。练功者体液免疫和细胞免疫功能增强，白细胞数明显升高，白细胞吞噬作用显著增强。

胃癌患者如何练气功

功法一

（1）起式：站式身法，三吸嘘，三开合。

（2）正功：出左脚，右手从体前至印堂穴，左手向身后移，向左转腰、转身，不转胯；腰、身向左转到极限，右手向劳宫穴照印堂穴，距离10厘米，左手内劳宫穴照尾闾穴，距离10厘米；上身向左转向正前方，右手任脉向下导引，左手收到身体左侧；迈右脚，左手从体前提至印堂穴，右手伸向体后，向右转腰、转身，不转胯；腰、身转至极限，左手内劳宫穴照印堂穴，右手内劳宫穴照尾闾穴；头、腰开始向左转，头、腰转至正前方，再出左脚，提右手；如此反复交替练习15分钟。

（3）收式：三开合，三吸嘘，站式身法。

（4）适应证：各期胃癌。

功法二

（1）起式：站式身法，三吸嘘，三开合。

（2）正功：出左脚，面向左前方，右手松腕上提，右手提至头部右上方；向上翻掌如虎爪，似摘桃，同时，左手在胯侧，掌心向下，似抓罐；这时意念在右手向上摘桃1次，2次，3次，小腹随意念摘桃自然收缩上提3次；右手翻掌，手心照百会穴，左手放松，掌心向内。右手向下导引，左手向上导引，身体从左侧向右侧转至正中；出右脚，左手提至头部左上方，翻掌，掌心向上，意念摘桃 3 次，右手掌心向下，似抓罐；左手翻掌，手心照百会穴，然后左手下导，右手上导；如此上下反复交替，循环往复，可行走 20~30 分钟，每分钟步速 2~3 步。

（3）收式：三开合，三吸嘘，站式身法。

（4）适应证：各期胃癌。

精神因素与胃癌发病有何关系

人体发生疾病，与生物、心理和社会环境有关。人类的癌症是一类疾病，它的发生也与生物因素、心理因素和社会环境因素有关。精神、情绪是心理因素的具体表现。

《黄帝内经》中早已提出心理因素与身体疾病相关的概念。例如"喜怒不节则伤脏。""怒伤肝、喜伤心、思伤脾、忧伤肺、恐伤肾"等。中医认为，肿瘤是由于七情郁结，脾胃受伤等原因，以致气血凝滞的结果。我国元代医生朱丹溪认为乳岩（癌）是由于经常忧愁、郁闷、愤怒等情绪不好所引起。古希腊的珈伦医生曾注意到：忧郁的女子比乐观的女子更易得癌。19 世纪的医生佩吉特说：在牵肠挂肚、忧虑失望的情绪之后，癌症往往会乘虚而入，这样的病例不计其数。

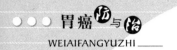

到 20 世纪 50 年代，一位名叫劳伦斯·莱香的美国心理学家对一组癌症患者作了调查研究，他发现了一个特点，癌症患者中大多数人从童年起便开始经历失去父母或亲属的悲伤。丧亲的遭遇养成了他们缄默少说话的个性，成年后变得不爱交际，缺乏工作的热情和生活的理想，经常顾影自怜，郁郁寡欢。他们漫长的一生，经常沉溺在无望或孤独之中。德国的学者巴尔特鲁施博士调查了 8000 多位不同的癌症患者，也发现了大多数患者的癌症都发生在失望、孤独和其他懊丧这种严重的精神压力发生时期。斯蒂文·格里尔博士对 160 位被伦敦医院接纳的乳腺肿瘤患者进行了观察，其中部分患者是癌症，部分患者则不是。博士发现，非乳腺癌患者中有 60%能无拘无束地表达她们的情感，在乳腺癌患者中只有 1/3 能做到这一点，其余 2/3 都倾向于压抑她们的情感。

在 20 世纪 80 年代，上海某医院调查 200 例胃癌患者，发现他们共同存在长期的情绪压抑和家庭不和睦。北京市有一组资料，用对比方法调查，发现癌症患者中既往有明显的不良心理刺激的高达 76%，而一般患者中有明显不良心理刺激的只有 32%。由此可见，不好的精神、情绪，不良的心理状态、社会刺激因素是一种强烈的促癌剂。

精神因素对高血压、心脏病、头痛、胃溃疡的影响几乎是众所周知，只是与胃癌的关系近几年才受重视。有意义的是有人统计过大约 60%癌症患者，患病前均受过精神情绪打击。美国华盛顿大学医学院的霍姆博士等曾对各种紧张事件进行排队，列为第一的是配偶死亡，其他依次是离婚、夫妻分居、监禁、亲密的家庭成员死亡、伤病、失业、结婚、退休、家庭成员患病、怀孕、性功能障碍、调换工作、夫妻不和、法律纠纷等。我国的各种紧张事件如果排队，与其差别不大。那么为什么精神紧张与胃癌及其他肿瘤发病有关系呢？因为：①高度精神紧张增加了疾病的易感性；②反复或长期精神紧张和压抑的人，其免疫系统处于一种抑制状态，为癌细胞的增长开了绿灯，没有起到应有的监督作用；③免疫系统受抑制导致激素分泌失调。所以，碰到各种问题应头脑冷静，正确处理，否则事与愿违，有伤身体。这就要求我们提高修养和文化素质，具备乐观的精神和开朗的性格。乐观者长寿的道理就在于此。

 ## 胃癌患者有何心理变化

一个健康人患病后，必然产生相应的心理变化，而胃癌患者的心理变化则更加明显。在疾病初期患者多不愿意承认自己患有癌症，希望是良性而不是恶性，甚至希望自己只是被误诊。但当确诊以后则又思考自己所患的癌症是早期还是晚期，是否已扩散或转移。在治疗时又对治疗效果持有怀疑态度，诸如手术是否能彻底切除肿瘤，化疗、放疗是否有效，自己本身是否经受得起一切治疗，等等。随之思考个人的前途和命运，家庭的影响，评价自己的人生价值。意志薄弱，情绪低沉的以及晚期癌症患者，如果缺乏家庭及社会的关怀，就很容易产生绝望心理。这时家庭和医护人员要富有同情心，从语言、行为特点去发现患者的内心活动，给予其热情的关怀和疏导，鼓起患者战胜疾病的信心，使消极心理状态转为积极心理状态，从而维持各器官系统的正常功能，达到心理平衡，增强应激能力，提高免疫功能。

求生是人的天性，生存的需要是每个癌症患者最强烈的要求。他们渴望了解自己的病情，要明确自己在人生旅途中能有多长时间，只要他们的生命价值还存在，就可促使他们能承受一切治疗中的不适和疾病的折磨。此时患者需要理解和支持。家庭和医护人员对待患者要满腔热情，主动解决他们的合理要求，耐心而不厌其烦地做工作，纠正他们的不合理思想，体谅患者的痛苦，促其积极配合治疗。

癌症患者需要得到安全保护，希望有一个舒适、安静、空气流畅、阳光充足的美好环境，更需要有医术精湛、尽心尽责的医护人员为其治疗，所以，医护人员应该态度和蔼，沉着热情，工作认真负责。这样可以减少患者的焦虑和恐惧心理，使患者获得安全感和信任

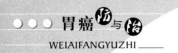

感，从而达到心理平衡，对治疗起积极作用。反之，若安全需要未达到满足，可使患者忧心忡忡，觉得生命缺乏保障，造成心理危机，对治疗和康复极为不利。

注意癌症患者的人际关系也非常重要。患者住院后开始建立新的人际关系，他们需要得到医护人员的热情接待、重视和理解，希望能相互沟通思想。还希望得到病友的友爱和帮助，以及家庭成员和亲友的安慰和亲近，使其不感到孤独和寂寞。由于人际关系的密切感加强，可以减少和忘记癌症所带来的痛苦，并可从中获得与疾病抗争的能力。人与人之间是相互尊重的，每个人都希望他人能尊重自己的人格，癌症患者也不例外。他们不仅需要同情关心和照顾，更需要的是理解和尊重。因此，医护人员和患者家庭成员应主动关心患者，尽量满足他们的合理要求，通过一定的条件来达到自我实现。

康复是一个长期的过程，在这过程中病情也许会有反复和波动，所以要做好心理调节。除了应具有前面所说的勇气和信念外，还需要比较坚强的意志，要能排除杂念，树立战胜癌症的思想。

患了胃癌如何面对现实

每位胃癌患者在胃癌一经确诊以后，产生一系列的心理情绪变化是难免的。由于对胃癌的知识不甚了解，以为胃癌为"不治之症"。一旦患此病以后，内心必然产生复杂变化，诸如忧虑、恐惧甚至绝望，对人生失去信心。但患者应该清楚地认识到，胃癌并非"不治之症"。胃癌的五年生存率正在大大提高，早期胃癌的五年生存率为95%，进展期胃癌的生存期也达到了50%以上。所以，患了胃癌并不等于死亡。患者应该面对现实，摆脱忧虑、恐惧和悲观的情绪。为此，应学习一些与癌症抗争取得成功的人的经验，从中受到教育鼓励和吸取力量。也可以从一些医学科普书籍和刊物上学习抗癌知识以及从其他人的经验和体会中吸取力量作为自己战胜癌症的精神支柱。另外，患胃癌后患者要采取战略上藐视、战术上重视的态度。在治疗上不能听之任之，漫不经心而延误宝贵的治疗时间，因为正确而及时的治疗是胃癌康复的第一步。

治疗胃癌总的原则是给予肿瘤以致死性打击，或控制肿瘤的发展。所以，一旦胃癌确诊以后，就要抓紧时间就医治疗，切不可延误和犹豫不决。因为早期治疗是胃癌能否治愈的关键环节之一，延误治疗就等于自杀。当然，抓紧时间治疗，决不意味着盲目乱治。如有的人不相信科学，在患胃癌后不去医院求治，而是去求神拜佛、占卦。这样不但医不了病，而且还会耽误治疗时机，最后枉送性命。也有的人偏听偏信，"病急乱投医"，不根据病情和身体状况而采取不恰当的治疗手段。如滥用所谓偏方，其结果给以后的治疗带来诸多的困难。当胃癌确诊后正确的作法是积极就医并根据病情和身体状况进行恰当合理的治疗。治疗时应由医生遵循治疗方案进行，患者则应积极主动配合才能取得更好的效果。

某些胃癌患者确诊时已发现肿瘤已广泛转移，治疗难度大怎么办？患者应面对现实，不能消极悲观。如果积极主动的治疗，也可能会出现"柳暗花明"的前景。对于早期胃癌患者行根治手术后，虽说五年生存率较高，但也不能麻痹大意，掉以轻心而丧失警惕性。患者应该来医院定期检查随访，监测肿瘤是否有复发或转移。提高胃癌的康复，巩固治疗效果。

 ## 胃癌心理治疗的原则有哪些

医患间建立良好的合作关系　治疗者都应有强烈的关切、同情、乐于助人的态度，和患者之间建立起友好信任的医患关系。一切心理治疗都要通过医患关系。没有良好的、互相信赖的医患关系，任何心理治疗要想取得成功是不可想象的。医患关系良好是一个有力的治疗因素，它本身具有一种魔力足以减轻患者的疾苦、缓和焦虑、激发患者的希望和信心。

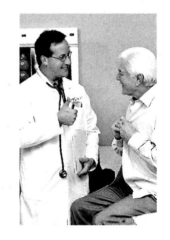

选择适当的治疗环境　心理治疗应能提供患者疏泄不良情绪的机会，能为患者保守秘密；心理治疗环境应有利于治疗者或参加治疗的集体小组成员倾听患者的诉说；而且治疗环境适当，如在威望很高的医院中，能提高治疗者的权威形象，增加患者的希望和信心。

选择合适的治疗对象　虽然不同的心理治疗，其治疗的目标各不相同，有各自不同的对象。但各种心理治疗都同意合适的治疗对象是心因性疾病、神经症性障碍、行为障碍和心身疾病患者，有接受心理治疗的强烈动机，年轻，可塑性大，智力正常，有中等以上文化，有良好学习能力，环境良好或可以变好，人际关系较稳定，无显著性格障碍。

确定现实的治疗目标　虽然各种心理治疗有各自的理论体系和不同的治疗重点，如精神分析重点在于分析潜意识的矛盾冲突，揭示内在的精神活动，以完善患者的人格。行为治疗重点则在于强调外部刺激与行为的联结，以改变行为症状为主要目标。认知治疗则认为适应不良性认知是情绪和行为障碍的原因，治疗目标以改变认知为重点。

综合治疗的原则　由于人类疾病的形成常常不是单一的原因，往往取决于生物、心理和社会因素的共同作用，因此，治疗时也应采取综合的方式。有些时候，药物、手术是主要方法，另一些时候，心理治疗则是主要手段。但更多的时候，可能需要药物与心理治疗相结合的方法。

胃癌患者心理行为的干预方式有哪些

胃癌患者本身及其治疗和因此而带来的身体功能、身体形象、社会地位、经济地位、家庭关系等的变化，会使患者产生多种的不良心身反应。因此，对胃癌患者而言进行心理行为干预是十分必要的。通过心理行为干预，如错误认知矫正、康复患者的示范作用、一定程序的行为训练、负性情绪的表达等等可以帮助患者改善心身紧张状态，减轻各种生物学治疗带来的副作用，提高自身免疫功能等。

教育性干预　教育性干预是指医生通过向患者提供有关化验、诊断、治疗、治疗副作用、预后、医疗费用等的信息；向患者解释疾病可能引起的强烈负性情绪反应；介绍不同应对方式、不同的社会支持利用状况等知识；澄清患者的一些错误认知，并给予一定的保证、支持，使患者减轻因癌症及其治疗而出现的适应不良。

治疗性干预　治疗性干预是医师以身心相互作用理论为指导，使用一定的心理治疗技术对胃癌患者进行的干预，主要有三类：心理药物治疗、认知–行为干预和支持–表达式干预。

胃癌患者如何进行松弛训练

胃癌患者松弛训练是一种在医生指导下，主要由患者自己控制的行为干预方法，其核心是通过各种固定的训练程序，经过反复训练，使全身发生条件反射性松弛反应，从而对抗胃癌患者的心身紧张症状。

首先，让患者处于舒适体位（坐位或卧位）。医生引导患者逐步放松，并进行深而慢地呼吸，在深吸气后屏息数秒钟，然后缓缓呼气同时放松全身。如此重复几次，让患者完全安静下来。

第二，医生用缓慢的语调令患者逐一收紧、放松身体各处的大肌肉群。先从手部开始训练，依次训练前臂、二头肌、头颈部、肩部、胸部、背部、大腿、小腿、脚部。在每进行一块肌群的收紧和放松的同时要求患者体验紧张和松弛的感觉。

第三，经过反复训练直至可以在任何情况下能反射性地使自己放松。

胃癌患者的松弛想象训练是一种在松弛训练的基础上结合想象的治疗。患者按上述放松训练程序全身放松，在体验全身放松和舒适的同时，利用指导语暗示或使患者自己展开想象。

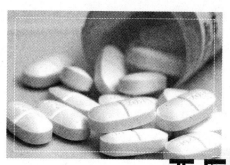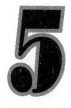

西医防治胃癌

 胃癌必须手术治疗吗

胃癌的治疗到目前为止，效果仍不够满意。这一方面由于胃癌发病原因尚不清楚，不能在其发病前加以预防；另一方面是多数病例确诊时已属中、晚期患者，疗效自然欠佳。因此早期诊断仍是提高胃癌治疗效果的关键。

当一旦确诊是胃癌以后，医生常常要根据胃癌患者的具体情况来作出决定。目前对于早期胃癌患者应做根治性切除手术，这是有可能治愈胃癌的唯一治疗方法。Ⅰ期胃癌的手术治愈率约在90%左右，Ⅱ期胃癌也可以达到70%左右。对于较晚期的胃癌是否行手术治疗患者和家属常常存在着较多的顾虑，主要是害怕手术会引起肿瘤的扩散，反而促使病情的进一步恶化。确切地讲，这种顾虑是毫无必要的。有人做过资料统计，Ⅲ期胃癌手术切除后的五年生存率也可达到25%左右。即使Ⅳ期的胃癌，尽管已不能做根治性手术，但是只要将主要的肿瘤切除掉，由于消除了肿瘤可能引起的出血、穿孔、梗阻等并发症，减少了肿瘤所产生的毒素对人体带来的不利影响，常能起到减轻患者症状，提高患者生活质量，延长生存期的效果。尤其是将主要的肿瘤切除后，可以为手术后的中西药物治疗奠定基础，创造有利的条件。所以，胃癌一经确诊，手术治疗是第一位的。只要胃癌患者全身情况允许，而且没有广泛的远处转移，都应积极争取手术治疗将肿瘤切除。

关于胃癌切除范围，是根据胃癌的不同部位，不同类型，向胃壁上下浸润的距离以及胃窦癌向十二指肠浸润，贲门癌向食道浸润的距离来确定的。对胃癌的切除是采取大部胃切除，还是近全胃切除或全胃切除术，必须严格掌握适应证和遵循规律。因此，正确应用全胃切除术和近端大部分胃切除术是胃癌治疗的重要进步。胃癌发生后，由于肿瘤细胞常有淋巴结转移。有统计表明胃癌治疗时约有75%~83%已出现淋巴结转移。因此，如何彻底清除受累的淋巴结是提高胃癌治愈率的一个重要环节。但从另一方面来说，淋巴结又是身体防御癌扩散的屏障，手术时理应不要切除未转移的淋巴结。作为外科手术治疗胃癌，为了清除淋巴结必然就扩大了手术的范围，增加了手术的危险性。而且在手术中识别淋巴结转移又十分困难，有的还出现跳跃性淋巴结转移。经过大量的临床实践，对胃癌淋巴结转移规律的研究和各种根治手术后胃癌患者长期生存高度的观察。已逐步探索到了合理的手术方法，即根据胃癌的生物学特性和侵及范围，患者的机体免疫状态和对手术耐受的程度，以及手术治疗的技术水平等条件综合确定施行合理的胃癌根治性手术方式。

总之，外科手术是治疗胃癌的主要手段，对自身情况许可，又无明显远处转移的患者，都应手术探查，力争切除，胃癌手术务必彻底，以收到根治之效。

✦ 什么是根治性切除术

根治性切除术也称为治愈性切除。即将胃癌的原发病灶，连同局部受损组织及其相应的区域淋巴结一并切除，临床上不残留任何癌组织。又因其区域淋巴结清除的范围不同，而分为不同的四种根治术：未将第1站淋巴结完全清除的称 R_0 术式，将第1站淋巴结完全清除为 R_1 术式，同样清除全部第2站或第3站淋巴的，称为 R_2 或 R_3 术式，又可根据淋巴结转移程度与淋巴结清除范围的关系，区分为绝对根治与相对根治二种，绝对根治是指淋巴结清除超越转移淋巴结第1站以上，如第1站淋巴结有转移，施行 R_2 或 R_3 根治，即谓绝对根治。如仅作 R_1 手术，虽然临床上也无残存转移淋巴结，但只能认为是相对根治。

远端胃大部分切除术　对下区及部分病灶较小的胃体小弯侧癌适应作远端的胃大部分切除术，手术切口为上腹部正中切口。上自剑突下至脐孔，进入腹腔后先探查肝脏，盆腔有无转移或种植病灶，最后探查原发灶及区域淋巴结情况。

近端胃大部切除术　对胃底贲门癌，病灶大小未超过一个分区者适应于作近端胃大部切除术，其切口一般以胸腹联合切口为首选的手术经路，其优点为：①先在腹部作小切口探查腹部情况和腹腔内已有广泛转移而不适应于手术可使患者避免开胸之苦；②手术视野暴露良好有利于病灶及淋巴结的彻底清除；③可切除足够的食管下段，减少食管下段癌残留的危险性。

全胃切除及全胃合并脾、胰脏体尾切除术　当肿瘤侵犯两个分区、皮革胃或下区癌有贲门旁淋巴结转移，上区癌有幽门上、下淋巴结转移者均适应作全胃切除术。手术经路以胸腹联合切口暴露较好，操作方便。手术步骤在完成远端胃大部切除的基础上继续进行近端胃的切除及淋巴结清扫。当病灶直接侵犯脾、胰的实质或胰上淋巴结、脾动脉干等淋巴结，与胰实质融合成团而无法彻底清除时，则作全胃合并脾、胰体尾切除。

胃癌合并受累脏器联合切除术　因肿瘤直接浸润或为了彻底清除转移淋巴结而需要将邻近器官合并切除的患者，其中60%以上为胰体尾及脾切除，对胃癌直接浸润食管下段、结肠、肝、胰等邻近脏器但无远处转移征象的患者，一般主张积极将受累脏器合并切除。

由于扩大根治术的手术死亡率和术后并发症的发生率高，所以应严格掌握手术适应证，如无选择的将全部胃癌均施行扩大根治术，并不能提高胃癌的生存率。一般认为胃体部癌、弥漫浸润性癌及已有第二站淋巴结转移的胃窦部原则上应作扩大根治术。

关于早期胃癌的手术问题，以往均主张作 R_2 术式。近年来，随着早期胃癌病例的不断增多，手术经验的日益丰富，积累了较多的临床资料。发现单发病变的早期胃癌其生存率不但显著地较多发病变为高，而且全部病例的复发率也较低，仅为 3% 左右，且绝大多数的复发病例均是病变侵入黏膜下层伴有淋巴转移的早期胃癌，另外其复发的形式也多是血行转移至肺及肝。另一值得注意的是不论肿瘤是否已侵入黏膜下层的单发病变，三种不同的手术方式——R_0、R_1、R_2 的生存率无甚差异，所以认为早期胃癌的手术方式，黏膜内癌应作 R_1 术式，黏膜下癌作 R_2 手术；小于 2 厘米的息肉状黏膜内癌，作肿瘤局部切除或 R_0 术式已完全足够。

什么是姑息性手术和短路手术

姑息性手术是指已有肝转移、腹膜转移或淋巴结广泛转移，超出了各种治愈性切除的范围，但是在全身状况允许情况下，尚可对原发肿瘤做胃大部切除术。这种手术能解除梗阻、出血、疼痛等症状，也能延长一些人的生命。所以，对不能行根治性切除的患者，也应创造条件争取做这种手术，如能切除原发肿瘤，不但能减轻痛苦，而且配合放疗、化疗、免疫疗法和中草药治疗，能大大延长生命。

对姑息性切除也存着在不同意见。一种意见认为姑息性切除只能解除幽门梗阻、出血、疼痛以缓解症状，而不能延长生命。因此，剖腹发现肿瘤不能根治时，如无上述并发症者即放弃切除手术。多数认为，有不少手术时认为是姑息切除的胃癌患者术后存活 5 年以上，甚至 5 年生存率可达 11%左右。国内统计胃癌姑息性切除生存率达 11.7%。因此，对肿瘤切除应采取积极态度，更不要轻易的将某些可根治病例作一简单的姑息切除，使某些患者失去治愈的机会。所以，即使已有超出根治切除范围的转移，只要患者全身情况许可，肿瘤局部可能切除时，仍应积极争取姑息性胃部分切除术。至于姑息全胃切除则一般不主张，因为死亡率和并发症发生率均较高。

如有幽门梗阻但肿瘤不能切除，可作胃空肠吻合术，解除梗阻，使患者能够进食以改善全身营养状况及创造条件接受其他药物治疗。短路手术有 3 种方式：①食管空肠短路吻合术，多用于贲门癌并有梗阻者；②胃空肠吻合术，多用于幽门癌并有梗阻者，可做结肠前胃空肠吻合术以缓解症状；③胃造瘘术，适用于晚期贲门癌梗阻严重者，为进食和服药创造条件。

在各种不同原因作姑息切除病例中，以切端残留癌的疗效最佳，其次为胃周围浸润，再次为残留转移淋巴结与肝转移，而以腹膜种植为最差。

✦ 早期胃癌多选用哪种手术方式

早期胃癌是指局限于黏膜层和黏膜下层的胃癌。尽管早期胃癌较为表浅，但各类早期胃癌的生物学特性及进展速度均有所不同，且早期胃癌中约有 10%~30%可发生淋巴结转移，所以早期胃癌的手术方式对预后至关重要。经过多年的临床经验总结，早期胃癌多采用根治术式 R_2，即在根治切除原发灶的基础上，清除第 1、2 站淋巴结。医生在术中根据实际情况可能扩大切除范围，缩小或扩大（R_1 或 R_3）淋巴结清扫范围。因此，早期胃癌手术治疗除了常采用根治术式 R_2 式

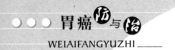

外，还有采用 R_1 术式，系胃次全切除仅清扫第 1 站淋巴结，还有少数采用 R_3 术式，清扫第 1、2、3 站淋巴结。

早期胃癌手术切除后疗效是肯定的。我国早期胃癌术后 5 年生存率在 90% 以上，有些地区 5 年生存率已达 95% 以上，10 年生存率达 90% 以上。加上配合化疗、中药等治疗，疗效也是可以巩固的。但是目前确诊为胃癌的患者中，早期胃癌仅占所有胃癌的 20%~40%，所以提高对胃癌的认识，才能增加早期胃癌的确诊率，才能提高胃癌整体的手术治疗效果。

中晚期胃癌能手术切除吗

中晚期胃癌又称进展期胃癌，占胃癌总数的 60%~70%，在人们心目中似乎中晚期胃癌就不能手术了。在我国临床外科所收治的胃癌患者中，中晚期胃癌所占的比例仍然很大。因此，如何能为这部分患者选择合适的手术方式以进一步延长生存期减轻痛苦，亦为重要的问题。

许多中晚期胃癌仍能手术治疗及能行根治性切除。医生决定手术是根据每个胃癌患者肿瘤的浸润程度，生长方式，大体类型，发生部位，淋巴结转移的情况以及胃周围脏器和腹膜腔有无被侵等情况决定的；此外，还要根据患者的全身状况，脏器功能，免疫反应能力，承受手术的能力综合判断，选用最合理的手术方式。目前各医院正在推广网膜囊外根治切除法，对 II、III 期癌施以 R_2 甚至 R_3 术式，已经证实疗效明显提高。对于部分 III 期胃癌不能以 R_2 术式达到治愈性切除目的者可开展全胃切除术，常包括胰体尾与脾一并切除。此种方法给一些晚期胃癌患者带来了治愈的机会。

按我国全国胃癌协作组分期，IV 期胃癌的诊断标准有如下三点：①肿瘤侵出浆膜而累及周围脏器或呈皮革状胃者；②淋巴结阳性者；③有远处转移者。上海瑞金医院作了 1881 例胃癌病例的分析，认为第Ⅳ期作扩大切除术后之五年生存率约为9%，而同期内第Ⅳ期病例作胃部分切除术者五年生存率较扩大切除术者为优，说明中晚期胃癌患者不应作为扩大性手术的对象，而应酌情作相应的较简单手术。

我国白求恩医科大学第一临床学院外科曾就310例中晚期胃癌的手术治疗体会作了报道，认为对中晚期胃癌积极进行手术的意义如下：①解除患者痛苦及精神负担，改善全身情况；②在主要病变部位被切除的情况下，能使化疗、免疫疗法等在杀灭残余癌组织时发挥更大的作用；③由于胃癌的生物学特性各不相同，有少数病例在行姑息性手术后也能获得长期存活；④积极多做检查有提高切除率和生存率之可能。

淋巴结转移后还能手术吗

淋巴结转移是指胃癌细胞沿着淋巴道转移至某处的淋巴结，是胃癌发生转移的重要途径之一。一般而言，胃癌淋巴结转移是先近后远，随着肿瘤向深层扩展，转移机会增多。根据转移的先后顺序分为3站：第1站是靠近癌体最近的，贴于胃壁上的浅组淋巴结，如胃大弯、胃小弯、幽门上下、贲门旁等各组淋巴结；第2站是引流浅组淋巴结的深组淋巴结，如脾门、肝总、胃左动脉干和胰十二指肠动脉淋巴结；第3站包括腹腔动脉周围、腹主动脉旁、肝门和肠系膜根部及结肠中动脉周围淋巴结，有时转移至左锁骨上淋巴结。一般早期胃癌淋巴结转移率较低，约1/10左右，而中晚期胃癌则在1/2以上。

胃癌有无淋巴结转移，以及淋巴结转移至哪一站，直接关系到能否手术、手术术式，以及手术后的预后。因此，常常有人问有淋巴结转移是不是不能手术了？手术中发现淋巴转移是不是手术切除意义不大等等。其实，应根据淋巴结转移的实际情况决定手术以及手术清扫淋巴结至第几站。手术时如发现淋巴结转移至第1、2站，则在彻底切除原发灶的基础上完全清扫第 1、2 站淋巴结，如发现或怀疑有第 3 站淋巴结转移则清扫至第 3 站淋巴结。早期胃癌通常是清扫第 1、2 两站淋巴结就可达到治愈目的，而中晚期胃癌则要清扫全部第 1、2 站淋巴结以及第 3 站部分或全部淋巴结。一般而言有远处淋巴结转移者常易复发。

内镜能治疗胃癌吗

内镜问世已一百多年。随着纤维内镜和电子内镜的发展，内镜的治疗水平不断提高，一门新兴的分支学科——内镜科开始出现于医学临床。由于内镜可靠地解决了常见肿瘤，如胃癌、食道癌、大肠癌、肺癌、大肠息肉的诊断，尤其对早期癌的及时检出，并在手术前作出病理诊断，因而优于其他诊断手段，如磁共振、CT、B 超等。不仅如此，胃镜还可应用高新技术，如激光、微波，对胃腔内良性肿瘤和早期胃癌能进行选择性、多样化的有效治疗。对一些晚期胃癌，即使使用各种方法无效者，内镜手术和腔内高新技术的应用尚能缓解症状，延长生命，改善生活质量。由于胃镜的不断改进和广泛应用，提高了当代手术、化疗、放疗治疗胃癌的三种主要手段的效果，促进了胃癌治疗学的发展。

手术切除是胃癌的主要根治方法。但如果患者有严重疾病，不能耐受手术，或因高龄不愿手术者，可在内镜下治疗。随着内镜技术的发展，目前已可在内镜下通过局部注射，电灼、激光、微波等清除癌灶，早期胃癌可达到根治的目的。晚期患者通过内镜治疗亦可达到改善症状，提高生活质量，延长生存的目的。

所谓早期胃癌是指局限的，只侵及黏膜层和（或）黏膜下层的胃癌。由于肿瘤生长表浅，病灶较小，可以局部注射无水酒精或 5-氟尿嘧啶，使肿瘤病灶局部坏死而达到治疗目的。一般 5-氟尿嘧啶 250 毫克，每周一次，直到肿瘤消失、活检阴性为止。还可应用高频电凝或圈套摘除病灶，或应用激光和微波治疗使病灶碳化、汽化或凝固坏死，而达根治的效果。

胃癌组织浸润到肌层、浆膜层或浆膜外者属中晚期胃癌。通常称为进展期胃癌。由于进展期胃癌患者并非都能行手术治疗。或由于病变广泛，已有转移，或由于患者全身情况差或有其他病，难以耐受手术。即使已行切除手术者术后也有复发者，这些患者常因肿瘤增长致阻塞腔道和出血。如胃底癌可侵及贲门和食管致食道梗阻，胃窦癌可致幽门梗阻等。内镜局部治疗不需全身麻醉，全身反应减少，在直视下进.行治疗对病灶具有直接有效，副作用小的优点。因此在全身化疗基础上或同时加上局部化疗、电灼、激光和微波等，不仅可提高生存率，而且对幽门、贲门梗阻及癌灶出血等病变进行有效的姑息治疗。

内镜直视下注入高浓度抗癌乳化剂，在病灶局部滞留时间长，胃癌组织及其所属的淋巴内药物浓度高，日本已将内镜直视下注射化疗药物列为进展期胃癌的常规治疗方法之一。这种治疗一般分为全身化疗联合局部化疗或单用局部化疗两种。在内镜直视下仔细观察了解胃癌病灶全貌，分别对癌灶结节及癌灶与邻近黏膜的交界处注射化疗药物，注射点尽可能散在多点兼有重点。如癌灶范围较大，注射完毕后可对整个癌灶表面喷洒一定量的化疗药物。常用于局部化疗的药物有5-氟尿嘧啶乳剂、丝裂霉素活性炭、油性博莱霉素、阿霉素等。

由于肿瘤使食道贲门、胃窦致癌性狭窄以及手术疤痕性狭窄引起的局部梗阻，可采用内镜直视下激光、微波、电灼、高频刀切割等方法治疗，在一定程度上能解除患者痛苦，近期疗效较好。对累及食管的贲门癌还可采用各种扩张器治疗，扩张后在狭窄部位放置人工食管，这也是一种有效的姑息治疗方法。幽门癌性梗阻患者经微波、激光、电凝局部反复治疗后，症状往往改善，如局部联合用化疗药注射，其治疗效果更好。

胃癌术后可能有哪些不适

胃癌患者行手术切除后可能有一些不适，也有极少数会引起其分并发症。

术后刀口疼痛 一般在麻醉药物的作用消失后会感到刀口轻度疼痛。1~2 天内可针刺足三里、内关、天枢穴，配合胃俞、三阴交等穴位止痛，也可行耳针止痛，疼痛严重者可用镇静止痛剂；如 3~4 天后刀口疼痛加重更为剧烈，要及时报告医生，检查刀口，注意是否发生感染。

术后腹痛 一般较轻。如术后 3 天不减轻，而且加重，伴恶心、呕吐、腹胀等，注意有无肠梗阻或腹腔感染，应及时检查并给予处理。

术后腹胀 手术中胃及肠管受到较多刺激，使胃肠蠕动功能受抑制，而致消化道积气过多引起腹胀。大多在 24~48 小时后胃肠蠕动自动恢复，腹胀也随之消失。

术后呕吐 一般不会有呕吐，如果发现频繁的呕吐，应注意呕吐物的量和颜色，以确定是不是发生肠梗阻或吻合口出血。

刀口及引流物处理 术后 2~3 日刀口疼痛消失或减轻，6~7 日伤口愈合可以拆线。对于全身营养状况差，腹压较高或有切口感染者，经必要处理后可延长拆线时间。有的胃癌手术时设置引流管引流，多在术后 1 周左右引流液很少后拔除。

少见并发症 有统计表明约 1% 的患者可能发生胃出血，大多为术后吻合口出血；0.5% 可能发生吻合口或十二指肠残端瘘，多系吻合口生长不良引起；1% 可能出现梗阻，如吻合口梗阻或肠梗阻；0.6% 可发生倾倒综合征；0.1% 可发生内疝。这些并发症虽极少发生，但如有异常情况，应及时告诉医生护士，以确定是否发生并发症和便于及时处理。

胃癌术后复发怎样治疗

随着治疗方法的进展，许多胃癌患者能够手术切除并治愈。大部分胃癌根治术术后预后良好，但确有一部分患者可能因残存的癌细胞而复发。有一些人认为术后复发就意味着没有再治疗的机会而不去治疗，以至于耽误了治疗时机。其实，只要及时发现复发的肿瘤，采取综合治疗措施，就能取得较好效果。

★应弄清复发肿瘤的大小、部位、有无转移等情况。不要惊慌，应及时到专科门诊就诊。确定治疗方案。

★争取再手术。比较小的复发癌和局限的复发癌是可以再行手术切除的。

★化疗（包括动脉灌注化疗）、中药及免疫治疗措施密切配合，尽量控制肿瘤，使其缩小坏死，以创造条件，争取手术。

★如果发现有远处转移，也应对转移灶采取积极治疗措施，如手术切除转移灶、动脉插管化疗和栓塞转移肿瘤等。这些治疗措施也能大大延长患者生命。

化学药物治疗胃癌有效吗

化疗系化学药物治疗的简称，是指使用化学方法合成或从某些物质中提取的化学物质对癌症进行治疗。目前已发现近 100 种化学药物对各种恶性肿瘤有效。胃癌的化疗应用了近 20 年，对胃癌的治疗有一定效果，已成为中西医综合治疗胃癌的重要方法之一，并可配合手术用于术前及术后各阶段，配合放疗及中草药治疗胃癌。

化学药物治疗胃癌，多用于胃癌术后的辅助治疗或不能手术的晚期胃癌。但是，虽然近年来从新药研制，不论药物的各种组合，或给药途径等都进行了不少工作，迄今尚无一被大家所公认的最佳治疗方案。因而胃癌的化学药物治疗仍是有待深入研究的课题。

随着一些有关学科基础理论的迅速发展和新药物发展，特别是细胞增殖动力学理论的发展，揭示了各种抗癌药物的作用特点，肿瘤的化疗有了较大的进展。许多过去认为的不治之症，经联合化疗后，患者得以生存。因此，抗癌药物作为胃癌手术后的辅助治疗，可提高手术治疗效果，降低复发率。胃癌辅助化疗的目的在于：①使病灶局限，为手术创造条件，以提高手术切除率；②减少手术中肿瘤细胞的播散和种植；③作为根治切除后的巩固治疗，消灭可能存在的残留病灶以防止复发和转移；④作为非根治手术后的姑息性治疗，以控制病灶，延长生存。辅助化疗的方法有全身用药和局部用药之分，临床上大多数采取全身用药并以静脉给药为主。根据临床用药的特点，分为术前、术中、术后和局部化疗几个方面。

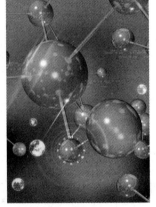

一般认为联合化疗效果比单剂化疗效果好，原因为20世纪70年代中期，由于对细胞动力学理论的深入研究，进一步了解各类抗癌药物对增殖细胞各期的作用不同，而且同一群增殖细胞并不是都处于同一个增殖周期。因而同时应用不同作用的抗癌药物可以发生协同作用而增强抗癌效果，同时减少癌细胞耐药性的产生，所以联合化疗逐渐替代了单剂化疗。

细胞周期与抗癌药物应用有何关系

细胞周期是指细胞从一次有丝分裂结束到下一次有丝分裂完成的周期。在细胞周期中完成了遗传物质的加倍和细胞内各种成分的加倍，在有丝分裂期（M）又将它们一分为二进入两个子细胞中。

细胞周期中，繁殖旺盛的细胞可以周而复始进入四个时期：有丝分裂期（M）→间期 1（G_1）→DNA 合成期（S）→间期 2（G_2）→有丝分裂期（M）……分裂期实际上就是显微镜下能够看到的、将早已完成倍增的各种成分最终分配到两个子细胞中去的现象。S 期即 DNA 合成期，其间主要完成遗传物质 DNA 的合成，同时还伴随有组蛋白和非组蛋白的合成。G_1 期是有丝分裂结束到 DNA 合成开始的一段间隙时期。其最大的特点是易变性，即不同类型的细胞群体，甚至在同一细胞群体中 G_1 期时间长短差异很大。在环境条件的变化不利于细胞繁殖时，细胞则由 G_1 期转入 G_0 期（休止期）。一旦条件合适，静止细胞又可被刺激进入细胞周期。此外，终分化细胞也可由最后一次有丝分裂后的 G_1 期逸出细胞周期，直至死亡。G_2 期是 DNA 合成结束到开始有丝分裂之间的一段间隙时间，其间有活跃的蛋白质和 RNA 合成，尤其是纺锤体微管蛋白的合成为细胞分裂做好准备。

研究发现，小鼠的小肠黏膜上皮细胞的周期时间短于快速生长的小鼠肿瘤细胞，从而证实了肿瘤细胞的增殖慢于正常细胞。但是，肿瘤细胞的生长是不受宿主控制的，所以人们不得不花大力气去研究和寻找如何去调节控制肿瘤细胞的生长。因此，有关细胞周期的研究，不仅关系到从根本上了解和征服肿瘤，还将关系到阐明生物学中许多重要的基础理论问题。

应用抗胃癌的化疗药物常根据某一种药物对某个时期的癌细胞最为敏感而选择，所以不同的化疗药物对同一个患者的胃癌细胞可能因处于不同的增殖相而疗效不一样。如某种药可能对处于 G_2 期的胃癌细胞敏感，而对处于其他期的胃癌细胞不敏感。根据药物的特点可分为两大类，一类是细胞周期非特异性药物，即对处于各期，包括休止期（G_0 期）的癌细胞均有杀伤作用，如丝裂霉素（MMC）和阿霉素（ADM）等；另一类是细胞周期特异性药物，只对细胞周期中某一时期的胃癌细胞有效，而对于休止期（G_0 期）的胃癌细胞几乎无效，如氟尿嘧啶和替加氟。根据药物的特性，结合胃癌细胞增殖的过程，临床常采用联合间歇给药，就是根据这个道理而来的。

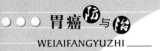
 常用的胃癌化疗药有哪些

❋ 氟尿嘧啶片

氟尿嘧啶为恶性葡萄胎，绒毛膜上皮癌的主要化疗药物，亦可用于乳腺癌、消化道肿瘤（包括原发性和转移性肝癌和胰腺癌）、卵巢癌和原发性支气管肺癌的辅助化疗和姑息治疗。本药为细胞周期特异性药，主要抑制 S 期瘤细胞。成人常用量，片剂为一日 0.15~0.3 克，分 3~4 次服。疗程量 10~15 克，3~4 周为一疗程。

氟尿嘧啶、阿霉素、丝裂霉素或氟尿嘧啶、阿霉素和亚硝脲类可作联合化疗，用于胃癌或胆道系统和胰腺癌。

该药不良反应有：①恶心、食欲减退或呕吐，偶见口腔黏膜炎或溃疡，腹部不适或腹泻；②白细胞、血小板减少；③极少部分患者出现咳嗽、气急；④长期应用可导致神经系统毒性；⑤偶见用药后心肌缺血、心绞痛和心电图的变化。

有下列情况者慎用本品：肝功能明显异常；周围血白细胞计数低于 $35×10^9$/L、血小板低于 $50×10^9$/L 者；感染、出血（包括皮下和胃肠道）或发热超过 38℃者；明显胃肠道梗阻；脱水或（和）酸碱、电解质平衡失调者；老年患者；用本品时不宜饮酒或同用阿司匹林类药物，以减少消化道出血的可能。氟尿嘧啶禁忌用于衰弱患者及妊娠初期 3 个月内，且应用本品期间不得哺乳。

❋ 复方氟尿嘧啶多相脂质体口服液

复方氟尿嘧啶多相脂质体口服液用于消化道癌症（结肠癌、直肠癌、胃癌）、乳腺癌、原发性肝癌等癌症的治疗。一个疗程总量按氟尿嘧啶计算为 5~7.5 克，每日口服 40~80 毫克，可分 2 次服用。一个疗程结束后休息 1~2 周，继续第二疗程。

本品毒副作用较大，常见的不良反应与氟尿嘧啶片相同。

使用本药时应注意：①服用本药时不宜饮酒或同用阿司匹林类药

物；②老年人、肝肾功能不全及以往用过化疗或放射治疗者，特别是骨髓抑制者剂量应减少；③如发生经证实的心血管反应（心律失常，心绞痛，S-T 段改变）则氟尿嘧啶不能再用，因有猝死危险；④本品为混悬型制剂，用前振摇均匀；⑤如需大剂量用药，请在医生指导下进行；⑥服用 2 个疗程后进行复查一次。

✲ 去氧氟尿苷胶囊

去氧氟尿苷胶囊用于治疗乳腺癌、胃癌、结肠直肠癌、鼻咽癌、宫颈癌。口服，一日总量 800~1200 毫克，分 3~4 次服用，于饭后服用。并根据年龄、症状可适当增减。6~8 周为一疗程。

不良反应有：①骨髓抑制，主要为白细胞及血小板减少，偶见全血细胞减少；②消化系统，恶心、呕吐、食欲不振，时有腹痛、腹胀、便秘、口腔炎等，偶见胃溃疡、舌炎等；③精神神经系统，定向或听觉障碍，偶有行走或感觉障碍，椎体外系征候以及麻痹、尿失禁等，偶见嗅觉异常；④心电图异常、脱发、色素沉着、荨麻疹等。

本品有致畸作用，禁用于孕期及哺乳期妇女。婴幼儿使用本品的安全性尚未确定，需慎用。抗病毒药索立夫定与本品或氟尿嘧啶并用时，可阻碍后者代谢，导致血液中浓度升高，对骨髓抑制显著，出现严重血液毒性可导致死亡，故严禁并用。对本品有过敏的患者禁用。

✲ 替加氟片

替加氟片主要治疗消化道肿瘤，对胃癌、结肠癌、直肠癌和胰腺癌有一定疗效。也可用于治疗乳腺癌、支气管肺癌和肝癌等。还可用于膀胱癌、前列腺癌、肾癌等。本品口服，一次 0.2~0.4 克，一日分 2~4 次服用，总量 30~50 克为一疗程。

不良反应有：①轻度骨髓抑制，表现为白细胞和血小板减少；②轻度胃肠道反应以食欲减退、恶心为主，个别患者可出现呕吐、腹泻和腹痛，停药后可消失；③其他反应有乏力、寒颤、发热、头痛、眩晕、运动失调、皮肤瘙痒、色素沉着、黏膜炎等。

注意事项：①用药期间定期检查白细胞、血小板计数，若出现骨髓抑制，轻者对症处理，重者需减量，必要时停药，一般停药2~3周即可恢复；②轻度胃肠道反应可不必停药，给予对症处理，严重者需减量或停药，餐后服用可以减轻胃肠道反应；③有肝肾功能障碍的患者使用时应慎重，酌情减量；④妊娠初期3个月内妇女禁用；⑤替加氟呈碱性且含碳酸盐，避免与含钙、镁离子及酸性较强的药物合用。

❀ 注射用替加氟

注射用替加氟为白色或类白色冻干疏松块状物或粉末。主要用于治疗消化道肿瘤，如胃癌、直肠癌、肝癌，亦可用于乳腺癌。成人一日剂量800~1000毫克或按体重一次15~20毫克/千克，溶于5%葡萄糖注射液或0.9%氯化钠注射液500毫升中，一日1次静滴，总量20~40克为一疗程。

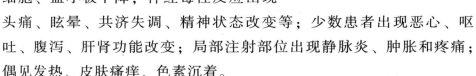

不良反应为轻度骨髓抑制，出现白细胞、血小板下降；神经毒性反应出现头痛、眩晕、共济失调、精神状态改变等；少数患者出现恶心、呕吐、腹泻、肝肾功能改变；局部注射部位出现静脉炎、肿胀和疼痛；偶见发热、皮肤瘙痒、色素沉着。

应注意的是本品注射液禁与酸性药物配伍；使用本药时应定期监测血象和肝肾功能，异常时根据程度减量或停药；儿童用药适当减量；妊娠及哺乳妇女禁用本品。

❀ 替加氟栓

替加氟栓主要成分为替加氟，为类白色或微黄色卵形栓剂。替加氟栓适用于治疗消化系统癌，如胃癌、结肠癌、原发性肝癌，也可用于乳腺癌、肺癌的联合化疗。直肠用药。一次500毫克（1粒），一日1~2次。

本品骨髓抑制反应较轻，有白细胞、血小板下降。神经毒性反应有头痛、眩晕、共济失调、精神状态改变等。少数患者恶心、呕吐、腹泻、肝肾功能改变。偶见发热、皮肤瘙痒、色素沉着。

注意事项：①用药期间定期检查白细胞，血小板计数，若出现骨髓抑制，轻者对症处理，重者需减量，必要时停药；②轻度胃肠道反应可不必停药，给予对症处理，严重者需减量或停药，餐后服用可减轻胃肠道反应；③有肝肾功能障碍的患者使用时应慎重，酌情减量；④孕妇及哺乳期妇女禁用。

❀ 卡莫氟片

卡莫氟片主要用于消化道癌（食道癌、胃癌、结直肠癌），对乳腺癌亦有效。成人口服一次200毫克，一日3~4次；或按体表面积一日140毫克/平方米，分3次口服。联合化疗一次200毫克，一日3次。

常见的不良反应有：①血液系统偶见白细胞、血小板减少；②神经系统偶见言语、步行及意识障碍、椎体外系反应等；③消化道反应有恶心、呕吐、腹痛、腹泻，罕见消化道溃疡；④其他有皮疹、发热、水肿、肝肾功能异常，有时可出现胸痛、心电图异常等。

注意服药后避免摄入酒精性饮料。高龄、骨髓功能低下、肝肾功能不全、营养不良、妊娠及哺乳期妇女慎用本品。对本品过敏者禁用。

❀ 注射用丝裂霉素

注射用丝裂霉素主要适用于胃癌、肺癌、乳腺癌，也适用于肝癌、胰腺癌、结直肠癌、食管癌、卵巢癌及癌性腔内积液。本品静脉或动脉注射：每次6~8毫克，以氯化钠注射液溶解后静脉注射，每周一次。也可10~20毫克一次，每6~8周重复治疗。腔内注射：每次6~8毫克。

本药的不良反应有：①白细胞及血小板减少；②恶心、呕吐；③对局部组织有较强的刺激性，若药液漏出血管外，可引起局部疼痛、坏死和溃疡；④少见的副作用有间质性肺炎、不可逆的肾功能衰竭等；⑤本品与阿霉素同时应用可增加心脏毒性。

本品水痘或带状疱疹患者禁用。用药期间禁用活病毒疫苗接种和避免口服脊髓灰质炎疫苗。孕妇及哺乳期妇女禁用。

❋ 注射用盐酸阿霉素

本品主要成分为盐酸阿霉素，为橙红色疏松块状物或粉末，易溶于水。本品适用于急性白血病（淋巴细胞性和粒细胞性）、恶性淋巴瘤、乳腺癌、肺癌、卵巢癌、骨及软组织肉瘤、肾母细胞瘤、神经母细胞瘤、膀胱癌、甲状腺癌、前列腺癌、头颈部鳞癌、睾丸癌、胃癌、肝癌等。成人常用量单药为 50~60 毫克/m²，每 3~4 周 1 次或每日 20 毫克/m²，连用 3 日，停用 2~3 周后重复。分次用药的心肌毒性、骨髓抑制和胃肠道反应（包括口腔溃疡）较每 3 周用药一次为轻。联合用药为 40 毫克/m²，每 3 周 1 次或 25 毫克/m²，每周 1 次，连用 2 周，3 周重复。总剂量按体重面积不宜超过 400 毫克/m²。临用前加氯化钠注射液溶解，浓度一般为 2 毫克/毫升，缓慢静脉注射或动脉注射。

不良反应：①可使白细胞下降，贫血和血小板减少一般不严重；②可出现一过性心电图改变，表现为室上性心动过速、室性期前收缩及 ST-T 改变等；③食欲减退、恶心、呕吐，也可有口腔黏膜红斑、溃疡及食道炎、胃炎；④脱发；⑤如注射处药物外渗可引起组织溃疡和坏死，药物浓度过高引起静脉炎等局部反应；⑥少数患者还可出现发热、出血性红斑、肝功能异常与蛋白尿、甲床部位出现色素沉着、指甲松离，在原先放射野可出现皮肤发红或色素沉着；⑦个别患者出现荨麻疹、过敏反应、结膜炎、流泪。

本品的禁忌症为：①周围血象中白细胞低于 3.5×10^9/L 或血小板低于 50×10^9/L 患者禁用；②明显感染或发热、恶液质、失水、电解质或酸碱平衡失调患者禁用；③胃肠道梗阻、明显黄疸或肝功能损害患者禁用；④心肺功能失代偿患者、水痘或带状疱疹患者禁用；⑤曾用其他抗肿瘤药物或放射治疗已引起骨髓抑制的患者禁用；⑥严重心脏病患者禁用；⑦孕妇及哺乳期妇女禁用。另外，2 岁以下幼儿及老年患者慎用此药。

❋ 注射用盐酸吡柔比星

注射用盐酸吡柔比星为橙红色冻干疏松块状物或粉末。本品对恶性淋巴瘤和急性白血病有较好疗效，对乳腺癌、头颈部癌、胃癌、泌尿系统恶性肿瘤、卵巢癌、子宫内膜癌、宫颈癌等有效。单用本品的有效率分别为 20%~70%。与多种化疗药物如 ArA-C、CTX、6-MP、MTX、5-FU、DDP 等联合应用抗癌作用增加。

不良反应为：①粒细胞减少，贫血及血小板减少；②急性心脏毒性主要为可逆性心电图变化，如心律失常或非特异性 ST-T 异常，慢性心脏毒性呈剂量累积性；③胃肠道反应可出现恶心、呕吐、食欲不振、口腔黏膜炎，有时出现腹泻；④其他反应包括肝肾功能异常、脱发、皮肤色素沉着等，偶有皮疹；⑤膀胱内注入可出现尿频、排尿痛、血尿等膀胱刺激症状，甚至膀胱萎缩。

注意事项：①严格避免注射时渗漏至血管外，密切监测心脏、血象、肝肾功能及继发感染等情况；②原则上每周期均要进行心电图检查，对合并感染、水痘等症状的患者应慎用本药；③溶解本品只能用5%葡萄糖注射液或注射用水，以免 pH 的原因影响效价或浑浊。溶解后药液，即时用完，室温下放置不得超过 6 小时。

严重器质性心脏病或心功能异常者及对本品过敏者，妊娠期、哺乳及育龄期妇女禁用该品。高龄者酌情减量。

❋ 洛莫司胶囊

洛莫司为亚硝基脲类抗癌药。本品脂溶性强，可进入脑脊液，常用于脑部原发肿瘤（如成胶质细胞瘤）及继发性肿瘤；治疗实体瘤，如与氟尿嘧啶合用治疗胃癌及直肠癌，与甲氨蝶呤、环磷酰胺合用治疗支气管肺癌；治疗霍奇金病。

用量为 100~130 毫克/平方米，顿服，每 6~8 周一次，3 次为一疗程。

注意事项：①因可引起突变和畸变，孕妇及哺乳期妇女应谨慎给药，特别是妊娠初期（3个月内）。②本品可引起肝功能一时性异常，可干扰诊断；③骨髓抑制、感染、肾功能不全、经过放射治疗或抗癌药治疗的患者或有白细胞低下史者慎用；④用药期间应注意随访检查血常规及血小板、血尿素氮、血尿酸、肌酐清除率、血胆红素、丙氨酸氨基转移酶；⑤患者宜空腹服药，用药当天不能饮酒；⑥治疗前和治疗中应检查肺功能；⑦有肝功能损害、白细胞低于$4×10^9$/L、血小板低于$100×10^9$/L者禁用；⑧合并感染时应先治疗感染；⑨以本品组成联合化疗方案时，应避免合用有严重降低白细胞和血小板的抗癌药；⑩尚无药物可对抗药物过量，如出现严重骨髓抑制，白细胞过低可使用粒细胞集落刺激因子。

✿ 司莫司汀胶囊

司莫司汀胶囊脂溶性强，可通过血脑屏障，进入脑脊液，常用于脑原发肿瘤及转移瘤。与其他药物合用可治疗恶性淋巴瘤、胃癌、大肠癌、黑色素瘤。用法为口服100~200毫克/平方米，顿服，每6~8周一次，睡前与止吐剂、安眠药同服。

本品不良反应有①骨髓抑制，呈延迟性反应，有累计毒性，白细胞或血小板减少最低点出现在4~6周，一般持续5~10天，个别可持续数周，一般6~8周可恢复，故选用本品进行化疗时应避免同时联合其他对骨髓抑制较强的药物；②服药后可有胃肠道反应；③使用较高浓度药物时可影响肝肾功能；④其他的不良反应有乏力，轻度脱发，偶见全身皮疹，该药还可抑制睾丸与卵巢功能，引起闭经及精子缺乏。对本药过敏的患者禁用。

✿ 依托泊甙软胶囊

依托泊甙软胶囊内容物为无色或淡黄色澄明黏稠液体。该品主要用于治疗小细胞肺癌、恶性淋巴瘤、恶性生殖细胞瘤、白血病，对神经母细胞瘤、横纹肌肉瘤、卵巢癌、非小细胞肺癌、胃癌和食管癌等有一定疗效。单用每日60~100毫克/m²，连用10日，每3~4周重复。联合化疗每日50毫克/m²，连用3或5天。

本药不良反应主要为血液学和消化道毒性，与静脉制剂比较，呕吐发生率较低。极少数可发生严重过敏反应，应重视。本品有骨髓抑制作用，用药期间应定期检查患者的血象。肝功能障碍者慎用。

本品宜饭前服用。对本品过敏者，孕妇及哺乳妇女禁用。

 ## 国际上推荐用于胃癌化疗的方案有哪些

胃癌是世界上许多国家重点研究的恶性肿瘤。为此，国际上已多次交流治疗经验，并合作攻关。目前推荐常用于胃癌化疗的有 4 种方案。

(1) FAM 方案

氟尿嘧啶（5-FU）600 毫克/平方米，静滴，第 1、8、28 和 35 天。

阿霉素（ADM）30 毫克/平方米，静脉冲入，第 1 和 28 天。

丝裂霉素（MMC）10 毫克/平方米，静脉冲入，第 1 天，每 56 天重复 1 次。

(2) FAC 方案（即 FAP 方案）

氟尿嘧啶（5-FU）300 毫克/平方米，静滴，第 1~5 天。

阿霉素（ADM）40 毫克/平方米，静脉冲入，第 1 天。

顺氯氨铂（DDP）60 毫克/平方米，静滴，第 1 天，每 5 周重复 1 次。

(3) FAME 方案

氟尿嘧啶（5-FU）每日 350 毫克/平方米，静滴，第 1~5 天，第 36~40 天。

阿霉素（ADM）每日 40 毫克/平方米，静脉冲入，第 1 天和第 36 天。

甲环亚硝脲（Me-CCNU）每日 150 毫克/平方米，口服，第 1 天，每 10 周重复 1 次。

(4) 5-FU+CF 方案

氟尿嘧啶（5-FU）每日 340~400 毫克/平方米，静滴，第 1~5 天。

醛氢叶酸钙（CF）每日 200 毫克/平方米，静滴，第 1~5 天，每 21 天重复 1 次。

化疗得不偿失吗

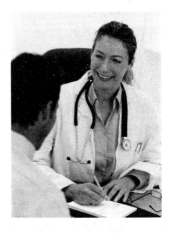

少数人对抗癌药物治疗肿瘤有这样一种看法：认为抗癌药物治疗肿瘤得不偿失，杀死肿瘤细胞的同时也杀死了正常细胞，导致两败俱伤。有这样一种看法并不奇怪，因为在数十年前，许多医生对抗癌药物也产生过忧虑，持有怀疑态度。但肿瘤的药物学家和治疗学家都坚韧不拔勇敢地去探索肿瘤药物治疗的道路。随着科学的发展，特别是近十年在肿瘤的治疗药物和治疗方法上有了重大突破，一些恶性肿瘤经过药物治疗后得到了痊愈，许多肿瘤治疗后明显好转，患者的寿命延长。化学疗法得到了公认，从此与外科手术治疗、放射治疗共同成为恶性肿瘤治疗的三个主要手段。这是由于一方面新抗癌药物不断涌现，使医生手中有了更多杀灭癌细胞的武器。另一方面对癌细胞的生长繁殖规律，细胞动力学基础及药物作用原理有了更深入全面的了解。能更合理更巧妙地使用药物去杀灭大量癌细胞，使化疗的疗效不断提高。

不可否认，抗癌药物在治疗肿瘤的同时，也会对人体产生一些毒性损害。但抗癌药物对敏感的癌细胞比人体正常细胞产生更大的杀伤作用，而且受损伤后人体正常细胞比癌细胞更容易修复。例如，白细胞、血小板下降和胃肠道反应在用药后 7~14 天可恢复正常，而癌细胞还得不到修复。因此药物的毒性作用是暂时的，可以恢复的。在抗癌药物治疗过程中，医生还常常给患者输血，服补血药物、止吐止泻的中药和西药，加强消毒隔离预防感染，使患者取得良好疗效和最小的毒性反应。因此，目前抗癌药物治疗并不是敌我不分，两败俱伤得不偿失。在医生指导观察下可以做到"保存自己，大量杀伤敌人"的目的。现在抗癌药物治疗已作为治疗胃癌的主要手段之一，使得许多胃癌患者减少了痛苦，延长了生命，有的还走上了工作岗位。为此医学家仍预言在未来的数十年，抗癌药物治疗将有更大的突破，为胃癌患者带来更多的福音。

什么是胃癌的术前、术中、术后化疗

化学疗法的目的是彻底消灭癌细胞，主要在于控制原发灶，使肿瘤缩小，防止转移产生新发病灶，延长生存期。在施行化疗时，首先要选择适宜的药物，以药物为中心较透彻地了解它对患者肿瘤的影响，处理好药物、患者、肿瘤三者之间的相互关系，促成这些作用的协同方面，有利于消灭癌细胞，减轻对患者的损害。

一般在胃癌患者手术前，医生都会通过一系列检查方法确定肿瘤的部位、大小、浸润范围及有无转移，并结合患者的全身状况确定是否行根治切除术或其他手术。对于估计不能行根治性切除术者，可以行术前化疗。术前化疗多用氟尿嘧啶（5-FU），每天 350 毫克/平方米，静滴 3~5 天，可以增加手术的切除率。

手术中化疗是指在手术中切除原发癌灶后，局部给予化疗药物。一方面是因为手术操作可能使癌细胞进入血液循环而导致血道播散，而浸润至浆膜外的胃癌细胞容易脱落而引起种植性播散。另一方面，肉眼可见胃癌病灶的完全切除，而肉眼看不见的或远隔部位小的转移灶仍可残留于人体内。因此，手术中化疗的目的就是消灭残留病灶，

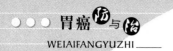

减少手术中肿瘤细胞播散的机会。胃癌手术中常用的药物为丝裂霉素20毫克作静脉注射。

手术后化疗是指对肿瘤实行根治性切除后，给予辅助性化学药物治疗。术后化疗做为手术根治切除后的巩固治疗措施，可控制可能存在的残留病灶，防止复发，提高生存率。肿瘤患者血液中容易找到癌细胞，但血液中有游离的肿瘤细胞并不意味着该患者体内已有转移灶。但是，患有恶性肿瘤的患者，对肿瘤细胞的防御能力已十分低下，一旦机体遭受打击，特别是手术创伤，将进一步降低机体抵抗力，从而使血液中的肿瘤细胞容易造成转移。因此，在根治手术后，对患者全身给予有效的抗癌药物，以防止术后肿瘤的转移和复发，很有必要。对手术根治后辅助化疗，有单一用药和联合用药方法。尽管单一用药对胃癌术后的辅助治疗有一定效果，但客观上效率不高，一般在 20%~30% 左右，缓解期短，疗效不满意。近年来由于细胞增殖动力学等基础理论研究的进展为几种抗癌药物合并应用提供了理论依据，使得胃癌术后辅助化疗后有了进一步的发展。联合用药可使抗癌药物起到相加或相乘的效果，能对癌细胞各增殖周期抑制，延缓耐药性的发生及减轻副作用。因此选择几种不同作用机制的药物作用于细胞增殖周期不同的时期，使药物的毒性作用发生在不同部位和不同时间，以此来增加肿瘤细胞的杀伤率，提高疗效，减少耐药性的发生而不增加毒性。已知用于胃癌术后化疗的合并用药方案很多，但多主张 2 种或 3 种化学药物合用。

手术后复发患者适应免疫治疗。由于复发患者一般情况较差，常不能耐受化疗的副反应，故采用静脉高营养合并化疗和免疫治疗，这可减轻骨髓抑制及胃肠道副反应，并可增加用药量，提高有效率。

✦ 如何选择胃癌手术后化疗时机

胃癌手术切除后除少数患者外，大多需行术后化疗。其原因系术后可能残存有癌细胞，或者有的胃癌手术难以完全清除。实践证明胃癌术后配合化疗与单纯性手术比较，前者生存期要长，术后复发较少。这就是医生为什么常常在术后给患者安排化疗的道理。是否需要化疗以及何时开始化疗，选择什么方案和化疗时间的长短，均有严格的科学道理。

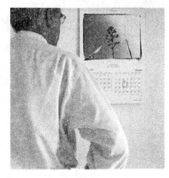

早期胃癌行根治术后，肿瘤清除比较彻底。如果早期胃癌的肿瘤局限于黏膜内，原则上不再需要化疗。如果肿瘤已达黏膜下层，或有淋巴结转移倾向，根治术后应行化疗。对于早期胃癌患者术后是否需要化疗一定要听从医生的安排，因为医生是根据手术中肿瘤的情况作出决定的。

根治性胃切除术后Ⅰ期胃癌不再用化疗，Ⅱ、Ⅲ期胃癌者应化疗。术后可采用单一的化学药物，术后第 1 年内 2~3 个疗程；第 2 年再化疗 1~2 个疗程，如无复发则不需再作化疗。也可根据情况选择联合化疗。术后第 1 年化疗，每疗程可间歇 2~3 月；第 2 年疗程可间歇 3~4 个月；第 3 年疗程间歇 6 个月。

晚期胃癌仅有一部分可以手术切除，而另一部分或手术切除不彻底，或术后复发，或不能手术，因此化疗已成为晚期胃癌的主要治疗方法。临床多采用联合药物化疗。近年已在许多地方开展动脉导管化疗，对于治疗晚期胃癌这是一种疗效较好、毒副作用较小的化疗方法。

不能做根治性切除者，术后联合化疗，第 1 年内 2~3 个疗程；第 2 年 1~2 个疗程。

各种化疗一般在术后 2~4 周开始，以不早于术后 2 周、不晚于术后 20 天开始化疗为宜。但要视患者具体情况而定。

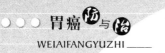

胃癌的导管化疗有何优点

胃癌的导管化疗是近几年在我国采用的治疗胃癌的新手段。这种治疗方法是将导管经皮肤、股动脉穿插到供应胃癌血液的主要血管，经导管将化学药物注入肿瘤的供血动脉，高浓度的化疗药物可直接作用于局部肿瘤。它不仅用于治疗胃癌，还可用于治疗肝癌等多种肿瘤。胃癌导管化疗常用的注射药物为丝裂霉素（MMC）10毫克，氟尿嘧啶（5-FU）1000毫克。其突出优点有：①经导管向肿瘤的供血动脉注药，肿瘤内可达到很高的药物浓度而充分发挥药物的抗癌效用，而按一般化疗方法，人体难以承受如此高浓度的化疗药物；②降低了化疗药物对全身的毒性反应，口服或静滴化疗药物可分布到全身各处，对人体的其他正常组织的毒性作用较大，而动脉导管化疗是针对肿瘤局部用药，对全身其他器官组织的毒副作用就少得多了；③短期内可重复插管化疗，相隔10天左右即可再次插管化疗；④改善症状快，患者在施行导管化疗后，临床症状常有不同程度的缓解，腹痛减轻，食欲增加，黑便减少或停止，全身状况改善；⑤导管化疗后可使瘤体萎缩，肿瘤细胞大量崩解坏死，短期内化疗2~3次可再行手术切除，有利于提高切除率；⑥可以控制病灶，防止肿瘤扩散，改善全身状况，可防止或延缓肿瘤的复发；⑦对于晚期不能手术，有远处转移，术后复发，年老体弱和全身状况差的患者也可应用，而且有一定效果。

胃癌导管化疗的适应证有：①术前化疗，短期2~3次导管化疗后再行手术切除；②术后定期化疗，以阻止或延缓肿瘤复发；③晚期胃癌不能手术者。

对于胃癌患者有必要了解有关注意事项，以及术前准备和术后处理：①插管前应查血常规，出、凝血时间；②做碘和普鲁卡因过敏试验；③腹股沟部备皮；④术前禁食4~6小时；⑤术前半小时肌注安定

10 毫克；⑥术中有不适及时向医生反映；⑦术后拔去导管，穿刺点压迫止血 20 分钟，加压包扎；⑧穿刺侧下肢保持伸直位 24 小时，并注意该侧足背动脉搏动情况，卧床 24 小时；⑨可能有轻度恶心，不需特殊处理，如反应较重可适当应用止吐剂。

 ## 对胃癌疼痛有哪些止痛方法

疼痛是胃癌患者最为痛苦的症状之一，特别是某些晚期胃癌伴肝、胰等转移者疼痛较为剧烈。癌症引起的疼痛称为癌痛。三阶梯止痛疗法是指在对癌症的部位和性质作出明确诊断后，根据疼痛的原因和程度选择相应的镇痛药物。

▲对于轻度疼痛的患者应主要选用解热镇痛药，即非甾体类抗炎药，如阿司匹林、扑热息痛、水杨酸、苯丁唑酮、布洛芬、萘普生、消炎痛、氟双布洛芬等。有胃肠疾病、肾疾病、血小板减少及过敏的患者应慎用此类药物。

▲对于中度疼痛的患者应选用弱阿片类药物，如可待因、左旋丙氧酚、曲马朵等。此类药物常与非甾体类抗炎药物合用，以加强镇痛效果。

▲对于重度疼痛的患者应选用强阿片类药物，如吗啡、派替定等。此类药物有成瘾性，属于严格控制使用的镇痛药，常与非甾体类抗炎药合用以增强疗效。

三阶梯止痛的主要原则有以下几条。①口服给药：镇痛药应尽可能口服，以便于患者长期用药，癌症患者口服强阿片类药物，极少产生精神和身体上的依赖性，因为癌症患者要求的是镇痛效果而不是精神上的享受；②按阶梯给药：根据患者疼痛的程度，按三种程度给予前面提及的相应药物，给药量应逐步增加；③按时给药：止痛药不是在患者疼痛时才给药，而应规律地按时给药，一般 3~6 小时给药

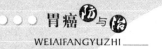
1次；④用药个体化：要针对具体患者制定具体的给药剂量和时间间隔。

化疗药物可能有哪些毒副作用

目前临床使用的抗肿瘤化学治疗药物均有不同程度的毒副作用，有些严重的毒副反应是限制药物剂量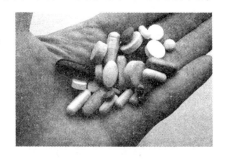或使用的直接原因。它们在杀伤肿瘤细胞的同时，又杀伤正常组织的细胞，尤其是杀伤人体中生长发育旺盛的血液、淋巴组织细胞等，而这些细胞与组织是人体重要的免疫防御系统，破坏了人体的免疫系统，癌症就可能迅速发展，造成严重后果。化疗的毒副反应分近期毒性反应和远期毒性反应两种。近期毒性反应又分为局部反应（如局部组织坏死、栓塞性静脉炎等）和全身性反应（包括消化道、造血系统、免疫系统、皮肤和黏膜反应、神经系统、肝功能损害、心脏反应、肺毒性反应、肾功能障碍及其他反应等）。远期毒性反应主要是生殖功能障碍及致癌作用、致畸作用等。此外，化疗由于其毒副作用，有时还可出现并发症，常见的有感染、出血、穿孔、尿酸结晶等。

局部反应　一些刺激性较强的化疗药物当静脉注射时可引起严重的局部反应。①静脉炎：表现为所用静脉部位疼痛、发红，有时可见静脉栓塞和沿静脉皮肤色素沉着等。②局部组织坏死：当刺激性强的药物漏入皮下时可造成局部组织化学性炎症，红肿疼痛甚至组织坏死和溃疡，经久不愈。

骨髓抑制　大多数化疗药物均有不同程度的骨髓抑制，而骨髓抑制又常为抗肿瘤药物的剂量限制性毒性。骨髓抑制在早期可表现为白细胞减少，严重时血小板、红细胞、血红蛋白均可降低，不同的药物对骨髓作用的强弱、快慢和长短不同，所以反应程度也不同，同时患者还可有疲乏无力、抵抗力下降、易感染、发热、出血等表现。

胃肠毒性　大多数化疗药物可引起胃肠道反应，表现为口干、食欲不振、恶心、呕吐，有时可出现口腔黏膜炎或溃疡。另外，便秘、麻痹性肠梗阻、腹泻、胃肠出血及腹痛也可见于某些患者。

免疫抑制　化疗药物一般多是免疫抑制药，对机体的免疫功能有不同程度的抑制作用，机体免疫系统在消灭体内残存肿瘤细胞上起着很重要的作用，当免疫功能低下时，肿瘤不易被控制，反而加快复发或转移进程。

肾毒性　部分化疗药物可引起肾脏损伤，主要表现为肾小管上皮细胞急性坏死、变性、间质水肿、肾小管扩张，严重时出现肾功衰竭。患者可出现腰痛、血尿、水肿、小便化验异常等。

肝损伤　化疗药物引起的肝脏反应可以是急性而短暂的肝损害，包括坏死、炎症，也可以由于长期用药引起肝慢性损伤，如纤维化、脂肪性变、肉芽肿形成、嗜酸粒细胞浸润等。临床可表现为肝功能检查异常、肝区疼痛、肝肿大、黄疸等。

心脏毒性　临床可出现为心率失常、心力衰竭、心肌病综合征（患者表现为无力、活动性呼吸困难，发作性夜间呼吸困难，心力衰竭时可有脉搏加快、呼吸加快、肝大、心脏扩大、肺水肿、浮肿和胸水等），心电图异常。

肺毒性　少数化疗药物可引起肺毒性，表现为肺间质性炎症和肺纤维化。临床可表现为发热、干咳、气急，多急性起病。

神经毒性　部分化疗药物可引起周围神经炎，表现为指（趾）麻木、腱反射消失，感觉异常，有时还可发生便秘或麻痹性肠梗阻。有些药物可产生中枢神经毒性，主要表现为感觉异常、振动感减弱、肢体麻木、刺痛、步态失调、共济失调、嗜睡、精神异常等。

脱发　有些化疗药物可引起不同程度的脱发，一般只是脱头发，有时其他部位的毛发也可受影响，这是由于化疗药物损伤毛囊的结果。脱发的程度通常与药物的浓度和剂量有关。

其他　部分化疗药物可以引起听力减退、皮疹、面部或皮肤潮红、指甲变形、骨质疏松、膀胱及尿道刺激症、不育症、闭经、性功能障碍、男性乳腺增大等。

另外，化疗药物引起的社会心理方面的后遗症不容忽视。化疗药物造成的脱发、性功能障碍可使患者自卑。长期化疗可导致患者一般状况恶化，体重下降，虚弱，以致不能工作。化疗最难处理的并发症可能是患者对化疗药物的恐惧和焦虑。有些症状可能是由于患者的心理因素所造成的，例如有些患者每当他想到自己使用的那种药物，就"闻"到一种强烈的化学气味而引起恶心甚至呕吐。这种不切实际的体验实际上是一种幻觉，因为和患者同在一起的人，从未闻到也未感觉到有什么气味，这便是化疗药物给患者留下的心理方面的副作用。

如何减轻化疗反应

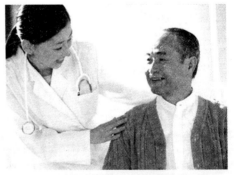

化疗药物在杀伤肿瘤细胞的同时，也杀伤了正常细胞，因而会对组织器官造成损害，使患者因恶心、呕吐、腹泻、乏力、食欲不振、白细胞减少和血小板下降等副作用而无法坚持治完全疗程。注意以下两点有助于顺利完全化疗。

变消极护理为积极护理　对化疗患者，传统的护理是卧床休息，从各方面悉心照顾，给予无微不至的关怀。而德国医学家通过临床实践证明，过去的消极护理无益于帮助患者树立战胜疾病的信心和增强免疫功能，应鼓励患者以进行运动的方式替代被动的卧床休息，以便提高心理和生理对化疗反应的承受能力。专家们让一批 35 名 21~65 岁的患者进行"治疗性散步"，经过 6 周的锻炼，原先 1 次行走不能超过 160 米的手术患者，都能行走 4 公里以上。身体素质的提高使他们从中看到自己的价值，因而增强了信心，全部完成了全程的化疗。这种十分古老、简单的运动处方所取得的疗效，出乎研究者所料。认为运动之所以能帮助患者度过化疗关的原因是：运动转移患者对疾病和化疗副作用的注意力，切断因不良精神状态而过分关注身体反应所引起的恶性循环；运动增强了患者的体质，有助于改善其心脏和血循环功能，激活了患者机体的免疫机制，增强了自身的抗病能力。

按生物钟规律用药 现代医学认为，抗癌药物的给药量与其杀伤癌细胞的能力呈对数关系，即药物剂量增加 1 倍，对癌细胞的杀伤力将增加 10 倍，而在这同时，随着药量的增加，对正常细胞的杀伤力也相应增加。于是专家们一直在寻找哪是癌细胞最敏感而正常细胞又最不敏感的用药时间。这就是当前兴起的时间化疗法。抗癌药有个特点：细胞越是代谢旺盛，生物活性也越强，药物对它的杀伤力也越大，反之，杀伤力也越小，比如它对睡眠状态的细胞几乎无杀伤作用。根据这一理论，便制定了在夜里 0 时到 4 时用药的"零点化疗"方案。实践证明，只要在这段时间用药，即便是较大的药量，对"睡眠"中的正常细胞也不会有多大的杀伤作用；相反，肿瘤细胞的分裂和增殖，因为根本不受体内生物钟的影响，这时依然在无节制地增殖，因此"零点化疗"既能杀伤活跃的癌细胞，有较好疗效，且不会对"沉睡"中的正常细胞有多大损害，反应也较小。

对胃癌如何进行免疫治疗

随着免疫学的发展，肿瘤免疫理论的进步，在肿瘤免疫治疗上也建立了一些行之有效的方法。通过提高免疫力来达到治疗肿瘤目的的措施就是免疫治疗。过去由于对肿瘤免疫的实质了解得不够透彻，局限于体液免疫的研究，致使肿瘤免疫进展十分缓慢。近年来由于免疫学的迅速发展，也促进了肿瘤免疫的发展。人的机体内部存在着抵抗肿瘤生长的免疫反应，包括细胞免疫和体液免疫两个方面，其中，细胞免疫尤其重要。机体的免疫力是人体的"正气"之一，正强邪弱则肿瘤受到抑制，反之则得到发展。

肿瘤免疫治疗的方法很多，可分为特异性免疫治疗和非特异性免疫治疗两大类。特异性免疫治疗所调动起来的免疫力比较专一，给胃癌患者治疗所增强的就是抗胃癌的免疫力。瘤苗注射是这类疗法中的代表，它的作法是先取得瘤细胞（如来自手术切下来的胃癌瘤块），将它用射线和化学药品处理制成匀浆，叫做瘤苗（即抗原）。然后再和辅佐剂一起，给患者做免疫注射。这样，机体便因抗原的反复刺激而提高了对该抗原的免疫排斥力。因为抗原与所得的肿瘤一致，所以就提高了针对胃癌的免疫力。还有一种就是胃癌单克隆抗体，这种抗体对胃癌细胞有亲合力，将抗癌药物与它相结合后注射到人体，医学上把它称作为"生物导弹"，可以直接作用于胃癌病灶的部位，提高机体抗胃癌的能力。能有效地杀灭癌细胞。

非特异性免疫治疗所调动起来的免疫力作用特点比较广泛，对什么肿瘤都有效。这种免疫力在医学上称作非特异性免疫力，也就是俗理所说的"一般抵抗力"。用以提高这种免疫力的刺激原很多。它们可以是细菌（结核杆菌、短小棒状杆菌），可以是病毒如小儿麻痹疫苗、麻疹疫苗等，也可以是植物多糖体如香菇多糖、酵母多糖等，或干扰素诱导剂如多聚核苷酸等。过去，人们偏重特异性免疫治疗。近来，非特异性免疫治疗的发展十分迅速，受到更大的重视，手段也越来越丰富。中药中的扶正药物，不少都含有能提高免疫力的植物多糖体。从香菇、银耳、茯苓、猪苓、云苓等提取出来的多糖体都有提高免疫细胞杀伤肿瘤的作用。

选用免疫治疗时应考虑到肿瘤细胞的数量，只有当免疫力对肿瘤比较占优势时才能起作用。一般认为，免疫力对肿瘤的遏制有效的限度是 100 万个瘤细胞，至多不超过 1 亿瘤细胞。因此免疫治疗的关键作用在于"彻底清除"，而不是"大量杀伤"。不了解这一点便不能正确地发挥免疫治疗的作用。有些患者已进入晚期，各种方法都失败以后，寄希望于免疫治疗，这显然比较盲目。

选用免疫治疗时应考虑到机体免疫功能的好坏。本身的免疫功能尚好，则通过免疫治疗就可以得到进一步的加强和提高。如果本身的免疫功能很差，则外界的调动措施就难以发挥作用。特别是晚期患者，本来免疫功能已下降，再经过长期化疗、放疗，又进一步造成损伤。这时，即使进行免疫治疗，也难以得到明显疗效。

免疫治疗最好与其他疗法互相配合，取长补短，相辅相成。例如可与手术配合。手术切除时，常常难以对中晚期患者做到完全彻底的切除病灶，某些小的转移灶有时也难以发现，少数癌细胞的残留，会酿成日后复发的大患。而手术后配合免疫治疗，则正好把免疫的作用使用得恰到好处。借助提高机体的免疫力来消灭残留的肿瘤细胞，就可望达到"完全彻底"的消灭肿瘤的目的，减少复发，延长患者的生存时间。

胃癌患者的免疫治疗的适应症包括：①早期胃癌根治术后适合全身应用免疫刺激剂；②不能切除的或姑息切除的患者可在残留癌内直接注射免疫刺激剂；③晚期患者伴有腹水者适于腹腔内注射免疫增强药物。

 ## 非特异性免疫增强剂有哪些

卡介苗（结核杆菌） 卡介苗本来是往常用于给儿童接种以预防结核病的。给癌症患者接种时，卡介苗是一种免疫刺激剂，能激活体内巨噬细胞的免疫活性，增强它们的吞噬功能，促使淋巴因子的释放，进而提高对肿瘤细胞的杀伤作用。用卡介苗治疗胃癌的方法常有皮肤划痕法、皮内注射法和口服法。其疗效与卡介苗的菌种、用量以及患者本身的免疫状态有关系。卡介苗的菌种好则疗效较好，卡介苗的用量也是一个重要环节，认为卡介苗的治疗是靠刺激和增加患者体内的免疫机能来抵抗和消灭肿瘤的。因此免疫状态较好的患者，用卡介苗后疗效较好；而免疫功能低下，特别是晚期患者，经过长期化疗，免疫功能受损较重者，卡介苗的增强免疫作用也就相应较小。卡介苗应用后一般都有发热现象，体温在 38℃~40℃之间，持续 12~24 小时。

OK_{432}（PicibAnil） 为 SU 株链球菌加热并经青霉素处理冻结干燥的无毒化细菌制剂。它可刺激机体增加自然杀伤细胞（NK），自身肿瘤杀伤细胞（ATK）和粒细胞的活力，促进淋巴因子的分泌，从而提高机体抗肿瘤能力。全身用药可行肌肉或皮内注射，从 0.1 单位开始，逐渐增至 2~5 单位，每周 1~2 次。局部给药可以注射到肿瘤内，剂量为 5~10 单位，每周 1~2 次。对于胃癌腹腔内播散的癌性腹水，可行腹腔内注射起到腹水消退的作用。少数患者注射后有 2~3 日寒战和高热，个别大剂量注射可引起休克。

PS-K（Krestin） 为担子菌培养液中的大分子葡聚糖，为含有 18%~38%的蛋白多糖体，平均分子量为 10 万。主要部分的糖是单糖、多糖类，有抗肿瘤的作用。大量临床应用表明单独服用此药疗效不明显，与抗癌化学药物（如环磷酰胺、氟尿嘧啶等）或放射治疗合并应用往往有效。与手术治疗合并应用可取得良好效果。常用 2 克口服，每日 3 次，无明显副作用。

蘑菇多糖 为大分子多糖体，能促进免疫活性细胞、淋巴因子分泌，与化疗合并应用时可提高胃癌的疗效。常用 1~2 毫克静脉注射，每周 1~2 次。副反应有发热、恶心呕吐、食欲不振、胸部紧迫感。

N-CWS（奴卡菌壁架） 是一种低毒性免疫辅佐剂，能刺激 T 细胞和巨噬细胞产生多种抗肿瘤毒素。

小贴士

应用以上药物后大多有发热现象，大可不必担心。其实体温升高本身对肿瘤治疗是有意义的，而且体温升高时间不长，患者可以耐受。人们发现，癌细胞在42℃的临界温度即行死亡，故在肿瘤的治疗中还有一种叫做发热的疗法。

免疫治疗临床应用原则是什么

★肿瘤的免疫治疗最大效应发生于两种情况，即：①肿瘤特别小的患者；②治疗时没有发病，具肿瘤高复发率的患者，故通过外科手术或药物治疗使肿瘤缩至最小时免疫治疗最有效。

★根据宿主免疫功能状态选用适当的免疫治疗，如要使宿主恢复免疫防御功能是主动免疫治疗；来自供体的免疫细胞或抗体介入为被动免疫治疗；促使供体免疫白细胞传递信息给宿主细胞为继承免疫治疗。没有经过长期细胞减少化疗，且肿瘤局限很小者，用辅佐剂治疗最有效。

★手术、化疗、放疗期免疫功能受到暂时抑制，阻止新的免疫药物发挥效应，须待抑制作用过后再进行免疫治疗。一般术后1~2周，化疗、放疗前和化疗、放疗的疗程之间均为免疫治疗的恰当时机。

★免疫疗法用药并非多多益善，无论体内、体外的免疫活性测定结果多为钟状曲线，生物活性高峰对应的为最适剂量，多于或少于最适剂量活性就降低。

★给药方法如为每天给药可引起免疫调节剂的耐受，间隙应用较成功。但干扰素的经验是慢性低剂最有效，可能因为直接作用于肿瘤所致。

★对细胞因子敏感的肿瘤并不表现迅速消退，治疗结果可经数月才能肯定。有时治疗停止后疾病可继续改善，有时肿瘤生长停滞或分化代替肿瘤消退，生存期延长。

★细胞因子并不是没有不良反应，不同种类严重性不同。高剂量的细胞因子可出现病毒感染症状及血管渗漏综合征，甚至出现神经系统的症状。

★在免疫系统精细的调节网络中，细胞因子不会孤立作用，联合应用的生物效应较明显。所以，必须注意细胞因子间的相互关系、协同作用和使用的先后次序。

★免疫治疗前、中、后应测定患者的免疫功能。

✦ 放射线是如何治疗肿瘤的

　　放射治疗是利用加速器或天然的放射源产生的辐射线，对人体内的恶性肿瘤进行照射，这种辐射线（包括 X 射线、电子线）进入人体后，通过和人体内细胞中的原子相互作用，来传递辐射的全部或部分的能量，人体组织吸收电离辐射后会产生一系列的物理、化学和生物变化，破坏细胞中的遗传物质脱氧核糖核酸，使肿瘤细胞不能复制，从而达到治疗肿瘤的目的。

　　1895 年德国物理学家伦琴发现了 X 射线，由于初始时 X 射线的性质了解很少，因此有的科学家被 X 射线照射而发现有皮肤红斑或溃疡。1897 年居里夫人发现了天然放射性元素镭，当时物理学家克勒把小量的镭放在衣袋内，到外地介绍居里夫人的这一光辉成就，回来后发现衣袋附近的皮肤被烧伤了。这些事

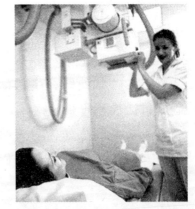

实给了医学家们一个很好的启发，放射线既然能引起皮肤烧伤，那么能不能用来治疗恶性肿瘤呢?后来经过无数次动物实验和临床实践，终于把这种设想变为现实，并逐步发展为放射治疗学。

放射线治疗肿瘤是利用它的电离作用。当射线穿过人体组织时，引起组织和细胞内部发生电离效应，同时它又能在局部释放大量能量，从而使细胞内的化学链产生断裂，于是组织和细胞在功能和形态上遭到抑制、破坏和死亡，从而达到治疗目的。因为放射线对组织和细胞作用的特点是，对生长越旺盛和越幼稚的组织细胞的影响也越大，所以并不是将正常组织和肿瘤组织都一律破坏。恶性肿瘤的组织细胞要比正常组织细胞生长繁殖快而且旺盛，所以在一定剂量的放射线照射下，肿瘤组织细胞被放射线杀死，不再复生，而周围健康的正常组织细胞虽然也受到一定程度的损害，但仍然可以逐渐恢复其生活、生长和繁殖能力。只有这样放射线才能在杀死恶性肿瘤细胞的同时，不致毁灭正常组织细胞和器官，或者危及患者的生命。正是根据这个道理利用放射线来治疗胃癌等恶性肿瘤的。

胃癌如何采用放射治疗

胃癌细胞对放射治疗并不敏感，而正常的胃肠道黏膜上皮细胞又易被放射线损伤，因而照射剂量就有一定限制。目前尚不宜对胃癌进行单独的放射治疗，但放射治疗作为胃癌术前或术中的辅助治疗，有一定价值。近年来，由于新的放射源的发展，放射生物学的进步以及治疗方法的改进，特别是直线加速器应用于临床以后，放射治疗作为胃癌的辅助手段，可提高手术切除率和治疗效果。放射与化疗配合应用可减轻患者的症状，延长患者的生存时间。

目前认为未分化癌、低分化癌、管状腺癌、乳头状腺癌均对放射治疗有一定的敏感性，特别是对肿瘤病灶小而浅在，没有溃疡形成者疗效最好，可使肿瘤全部消失。对于有溃疡的肿瘤病灶也可以放射治疗，但仅能使肿瘤缩小，不能使肿瘤全部消失。放射治疗对黏液腺癌和印戒细胞癌无效。

胃癌术前如何采用放射治疗

胃癌治疗至今仍以手术为首选，但对中晚期患者，手术的疗效难以提高。对于手术视野中的亚临床病灶，以及手术视野以外的转移播散，手术治疗无能为力。放射治疗作为综合治疗的手段之一，配合手术提高根治率在消化系统脏器癌症的治疗中发挥了一定的作用。目前临床应用放射治疗方法的术前放疗使用较多，而且疗效肯定，配合手术治疗的疗效得到公认。

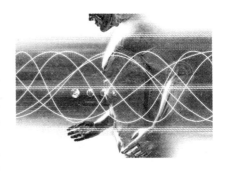

胃癌手术前放射治疗的作用主要有以下几点：①破坏癌症组织，使肿瘤的体积缩小，使肿瘤侵犯深度变浅，放射治疗后使肿瘤周围纤维化，形成结缔组织包裹，便于手术，使手术更加符合肿瘤外科原则，提高手术切除率，扩大手术的适应证；②杀灭癌细胞并降低癌细胞的生活能力，能杀灭或抑制浆膜面侵出的肿瘤细胞，防止术中播散与种植，提高手术治愈率；③可使血管和淋巴管的内皮细胞增殖，从而使管腔狭小至淋巴管闭塞和血流更慢，降低淋巴管及血管中肿瘤细胞播散的机会，防止发生远处转移，降低淋巴结的转移率；④根据照射野中亚临床病灶，这些病灶可能位于手术野中、切缘上及手术野之外；⑤消除肿瘤周围的炎症，杀死肿瘤细胞后或许可在局部产生相应

的抗体，增加局部免疫力，防止手术后的复发与感染。

　　胃癌术前放射治疗适应于哪些患者呢？根据临床经验，应以Ⅱ、Ⅲ期病例为主，特别是浆膜面未受累或可疑受累的患者。从胃癌发病部位考虑，位于胃窦小弯、胃体部癌为适应证，胃底、贲门癌术前放射治疗应该慎重。从病理类型上看，未分化癌及低分化腺癌应先做术前放射治疗。因为这些类型的癌，如不手术前处理，很容易发生远处转移，导致愈后不佳。以前认为分化好的腺癌，如管状腺癌，是抗放射性肿瘤，实际上这些分化好的腺癌三分之二能起到术前放射治疗的满意疗效。术前放射疗效与肿瘤大小有关，肿瘤直径在6厘米以下的最合适。术前放射治疗允许的最大直径为10厘米，超过10厘米的胃癌病例术前放射治疗效果不佳。凡是患者体质比较衰弱，有恶液质、心、肺、肾功能不好的患者不宜做术前放射治疗。溃疡深而且广泛的胃癌患者，放射治疗时应加倍小心，严密观察是否有穿孔的可能。血色素在6克以下的严重贫血患者，放射治疗效果不佳。

　　胃癌经过术前放射治疗以后，肿瘤病灶会缩小，甚至全部消失，溃疡变小变浅，胃壁变软，胃腔扩大。手术的切除率与未行术前放射治疗的相比提高了5%~20%。患者的术后生存时间也明显延长，三年生存率提高了11%~20%。五年生存率由40%提高到约53%。

胃癌的术中和术后如何采用放射治疗

　　手术中放射治疗是指胃癌原发灶及转移淋巴结作根治性切除后，或者是因为解剖条件限制仅能做姑息性切除而尚有癌残留者，为消除肉眼不能察觉的癌灶或无法切除的残留癌灶，在做吻合之前，在术中给予一次大剂量照射的治疗方法。其目的是鉴于胃癌手术不能彻底清扫区域淋巴结，术后五年生存率不够理想，复发率高，而外照射又往往有定位不准的缺陷。在手术中可以充分暴露肿瘤和肿瘤可能转移的区域，直接对准病灶进行一次性大剂量放射，或在手术中将肿瘤尽可能扫除，对其最小残留或亚临床残留行一次性放射，更直接有效地杀灭癌细胞以弥补手术难以彻底切除癌组织的不足。同时，可以避免和减少杀伤肿瘤周围的正常组织。

手术中放射治疗适应于肿瘤原发灶已切除者，无肝及腹膜转移者，淋巴结转移较局限，估计淋巴结转移仅限在二组以内者，原发癌灶波及浆膜并侵及胰腺者。Ⅱ期患者大多数适应于术中放疗，Ⅲ期和Ⅳ期患者，在术中放疗的同时，还必须同其他治疗综合应用。至于术中放射线剂量，既要考虑到一次急性放射性损伤，又要考虑到肿瘤细胞致死的需要。根据实践，一般认为 40 戈瑞为宜。手术中放射治疗对不能行肿瘤切除者，偶可获得长期生存，大多数病例均有止痛和缓解症状，延长生命的效果。对肿瘤已行切除，但没有获得彻底清除的患者，生存期可以明显提高。

胃癌放射治疗敏感性较差，再加上手术的侵袭，体力多有下降，如再增加放射因素，常使患者难以耐受。因此胃癌术后放射治疗不常应用。但在术中由于解剖条件限制而无法切除者，而且其组织学类型对放射又敏感者，应在癌残留处，以银夹进行明确标记，术后亦可进行放射治疗。其目的是消灭已知的残留癌灶及亚临床病灶。术后放射治疗一般需近 50 戈瑞，如能提高至 60 戈瑞则可提高疗效。

✦ 胃癌放射治疗有何并发症

放射治疗肿瘤本身的同时，对周围正常组织和器官也可造成某种程度的损伤。胃癌放射治疗后并发症包括以下几个方面。

胃部的放射损伤　胃癌放射后胃部的并发症，主要有胃炎、胃溃疡和胃穿孔等。急性胃炎较多见，几乎是胃癌放射治疗中必然发生的并发症，多在照射 30~40 戈瑞时出现，可有明显的食欲下降、恶心、呕吐和上腹部疼痛等症状，这些症状又难与胃癌本身的症状相区别。胃镜检查，常可以看到胃黏膜水肿，弥漫性充血等改变。出血性胃炎较少见，多在放射治疗后 5~9 个月开始发病，临床上常见严重的呕血和便血。胃镜下见到放射区胃黏膜，呈广泛的弥漫性明显出血，是临床上难治的并发症，一般多在放射剂量较大时发生。慢性溃疡也较少见，潜伏期为 2~6 个月。一般多因放射剂量较大引起，且难以治愈。大出血和胃穿孔较常见，此时出现严重的呕血和便血。这种大出血均由癌性溃疡所致，同放射剂量无关，不论放射剂量大小均可见到。穿孔常在放射治疗过程的后期出现，射线使病灶消退，被癌破坏的胃壁产生缺损，即出现穿孔。

肝脏的放射损伤　胃癌的放射治疗中，常见肝脏损伤，亦称之为放射性肝炎。肝脏的放射敏感性仅次于骨髓、淋巴组织、生殖腺和肾脏，尤其既往有肝功能不全者，更易发生放射性肝损伤。放射后肝实质主要是水肿，淋巴窦扩大，血管充血，有时出现组织坏死。在中央管周围的肝小叶，表现为空泡变性，肝细胞素融解等，其改变程度与放射剂量有关。肝间质变化主要为 Kuppffer 细胞数减少、肥大和退行性变。肝毛细血管与其他系统毛细血管一样，对放射线最为敏感。经放射后，部分血管出现狭窄、扩张、走行异常、通透性和脆性增强等。间质尚可见到轻度炎性反应和纤维组织增生。肝脏放射后肝功能改变以肝脏酶学改变最为明显，这是诊断肝脏放射损伤的早期生化指标。肝脏照射后，肝细胞吸收功能降低，耗氧量减少，无氧糖酵解增高，肝糖元含量减少，胆固醇含量增高，非蛋白氮增高，氨基酸降低，氯化物降低。肝细胞的胆汁分泌功能，小剂量放射时分泌增加，大剂量时则产生抑制。肝脏的放射损伤在放射后的 1~4 周内可出现黄疸、腹水、右上腹不适，疼痛等症状。肝脏呈进行性肿大，肝功能有异常改变。肝脏的放射损伤尚无特殊治疗方法，其治疗与病毒性肝炎方法相似。一般经治疗 4 个月后临床症状多有好转，肝静脉循环可以建立，肝功能可以恢复，病情可好转痊愈。

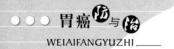

肾脏的放射损伤　肾脏是射线敏感的器官。放射后肾小球细胞数有增加，肾小管上皮细胞呈空泡样变性，晚期可出现肾小球萎缩。此时血压升高，呈恶性肾硬化性症候群。肾脏的血管和其他系统的血管一样，对射线是十分敏感的。放射后血管出现狭窄，血流减少减慢，从而引起继发性作用。特别是晚期损伤，与血管的改变是有关系的，进而使通向肾皮质的血液受阻。照射后肾脏功能改变表现为血清肌酐上升，血清尿素氮也有增高，随着照射剂量的增加，上述改变越明显。尿中可出现蛋白、白细胞、红细胞和肾上皮细胞等改变。

胰腺的放射损伤　胰腺为较具有抵抗力的脏器，放射后不易出现永久性损伤，只出现内、外分泌腺功能的轻微改变。组织学上见到胰腺的间质肥厚和纤维化，细胞萎缩。

✦ 什么是介入放射学治疗

介入放射学技术始于 20 世纪 60 年代、70 年代后期在国外十分风行，现已成为了放射学的一个新领域。介入放射学是在影像诊断学、选择或超选择性血管造影、细针穿刺和细胞病理学等新技术基础上发展起来的。它包括两个基本内容：①以影诊断学为基础，利用导管等技术，在影像监视下对一些疾病进行非手术治疗；②在影像监视下，利用经皮穿刺、导管等技术，取得组织学、细菌学、生理和生化资料，以明确病变的性质。

介入放射学分为血管和非血管技术。前者是指在血管内进行的治疗和诊断性操作，也称之为介入血管造影或治疗性血管造影；后者是指在血管以外进行的治疗和诊断性操作。

放射介入学治疗在肿瘤治疗上发挥积极作用，成为不可缺少的一种新的治疗方法。肿瘤介入治疗一般有经动脉灌注抗癌药物和动脉栓塞疗法。

胃癌如何采用介入放射治疗

我国胃癌的发病率较高，而且晚期患者又占胃癌发病的一半左右，自然生存时间短，一般为 3~7 个月左右。晚期胃癌采用化疗、放疗、中草药治疗等多种方法，其疗效一直不令人满意。介入放射学治疗的开展，为晚期胃癌的治疗提供了一条新的而且十分有希望的途径。胃癌患者通过介入放射学治疗后，不仅可以使肿瘤明显缩小，而且可使晚期胃癌患者症状较前大为改善，其生存期和生存率一般较化疗和放射治疗为高。

介入放射治疗晚期胃癌的根据是胃动脉内化疗栓塞主要是针对胃癌本身，明显提高肿瘤区域的化疗药物浓度，使肿瘤细胞的杀伤指数明显高于其他方法。采用碘化油、明胶海绵可直接阻断胃癌病灶远端和近端的血液供应，使肿瘤发生缺血性坏死，同时由于碘化油沉积在癌灶内，其所携带的化疗药物可长期作用肿瘤细胞。当然在治疗肿瘤的同时，不可避免地会造成肿瘤周围组织的损伤，但这种损伤主要局限于胃黏膜层和黏膜下层，表现为水肿和急性炎症，一般在 30~45 天内可恢复正常。因此，胃动脉内化疗栓塞对正常胃组织无明显的严重损伤。由于抗癌药物主要作用于肿瘤本身，进而明显减少了全身的副反应和并发症。

胃动脉内化疗栓塞治疗胃癌主要适应于失去手术机会的晚期胃癌患者、高龄或拒绝手术的胃癌患者以及伴有肺、肝、脑、卵巢转移的患者。对于有心、肝、肺、肾功能不全以及出凝血功能障碍的胃癌患者则是这种治疗的禁忌证。穿刺途径以股动脉常用，在双侧髂动脉严重狭窄者可穿刺腋动脉途径。导管宜进入胃左、胃右或胃十二指肠动脉进行造影，以明确病灶的供血动脉和确定治疗方案。造影后尽量使导管头接近肿瘤病灶，以利于化疗栓塞。动脉内化疗灌注的方案较多，常用的有 FCM 方案，即氟尿嘧啶+丝裂霉素+顺铂，FAM 方案（氟尿嘧啶+阿霉素或表阿霉素+顺铂）。根据肿瘤的血供情况决定化疗药物剂量的分配，如单纯一支动脉供血者则全量注入，二条以上供血者则根据血供的多寡分布来确定。一般认为化疗三联方案更为有效，尤其以 FAM 或 FCM 方案。两种方案交替使用，对患者的疗效及肿瘤大小的改变更为明显，这可能与减少肿瘤细胞的耐药性有关。就栓塞而言，单纯性明胶海绵栓塞的疗效较碘化油加明胶海绵的栓塞疗效差。栓塞剂量及部位根据病灶大小部位来确定，而中央、周围栓塞的比例要根据肿瘤的血供分布而定。原则上对主要供血动脉提倡以周围性栓塞为主，辅以中央性栓塞。这对患者的疗效及以后重复治疗更为有利。胃癌的化疗栓塞次数以 3~5 次为宜，间隔时间 3 次以内为 2~3 个月，3 次以后根据随访情况决定治疗时间。

晚期胃癌患者的化疗栓塞治疗不仅可以缓解症状，减轻痛苦，提高生活质量，延长生存期，而且可以同时对原发灶及其他部位的转移病灶进行治疗，从而减少了肿瘤的播散和转移，并使肿瘤缩小，有利于手术的切除。总之，胃动脉内化疗栓塞明显改善了晚期胃癌的治疗现状，是治疗晚期胃癌的又一可选择的新方法。

✦ 怎样防治胃癌术后反流性胃炎

反流性胃炎常因手术后幽门被切除或幽门功能不全、碱性胆汁返流所致。临床症状可有上腹持续性钝痛，不放散，可合并恶心、呕吐，呕吐物可含胆汁。患者因此减少进食，导致体重减轻。防治措施有：

▲按溃疡病饮食治疗，避免辛辣等刺激性食物；

▲应用抗酸药物，如甲氰咪胍每次 0.2 克，每日 3 次口服，晚睡前服 0.4 克，或奥美拉唑每次 20 毫克，早晚各服 1 次；

▲应用促进胃排空的药物，如胃复安每次 10 毫克，每日 3 次口服，或吗丁啉，每次 10 毫克，每日 3 次口服。

怎样防治胃癌术后腹泻

部分胃癌患者术后出现腹泻，多因术后胃排空过快或肠蠕动增加所致。肠蠕动增加可以促进小肠内未结合胆酸盐排入结肠，产生刺激性水样腹泻。此外，术中及术后因抗生素应用时间过长引起肠道菌群失调，也可发生腹泻。腹泻可从以下几方面加以防治。

◆术后短时间内的腹泻，病程为自限性，不需要做特殊检查，对症处理如服用乳酶生、酵母片后可缓解或减轻。

◆餐间不饮用液体，不进食乳糖类食物。

◆持续性腹泻可间歇性应用 654-2、阿托品、复方苯乙哌啶、可待因及消胆胺等药物。

◆极少数术后腹泻严重，且持续不止者，内科治疗无效，应考虑手术治疗。

◆因肠道菌群失调引起的腹泻，应及时停用抗生素，以恢复菌群平衡。

维生素 A 有抗胃癌的作用吗

维生素 A 的抗癌作用已确定无疑，有人称它为抗癌维生素。它包括视黄醇、胡萝卜素及类胡萝卜素三类。维生素 A 主要存在于动物性食品（肝、蛋、肉）中，动物的肝脏、鱼肝油、奶类、蛋类及鱼卵是维生素 A 的最好来源。但是在很多植物性食品如胡萝卜、红辣椒、菠菜、芥菜等有色蔬菜中也含有具有维生素 A 效能的物质，例如各种类胡萝卜素。胡萝卜素有 α、β、γ 三种异构体，口服后在肝脏均可转变为维生素 A，其中以 β 胡萝卜素的活性最高，β 胡萝卜素可被小肠黏膜或肝脏中的加氧酶作用转变成为视黄醇，所以又称做维生素 A 元。

血液中维生素 A 含量低的人发生癌症的危险性比正常人高。胡萝卜素可以有效地降低正常组织细胞对致癌物的易感性，阻止和抑制癌细胞增长，使正常组织恢复功能。它与维生素 C、维生素 E 协同作用，可使体内危险的氧化剂失效，从而起到防癌、抗癌作用。维生素 A 的抗癌作用有以下几点。

★抑制上皮细胞的分化，促进上皮细胞的正常成熟，甚至逆转恶变细胞。

★胡萝卜素也是抗氧化剂，可以清除有害氧自由基，防止链式自由基反应的启动。

★可以重新建立细胞的裂隙连接和细胞间的接触抑制，限制细胞的无限制增殖。

★可以阻止致癌物同脱氧核糖核酸的紧密结合，而本身又有利于修复脱氧核糖核酸的损伤，阻止肿瘤的生长。

★可以促进机体免疫力的提高。

★可以抑制肿瘤细胞对前列腺素 E 的合成。肿瘤细胞中的前列腺素 E 的浓度很高，而前列腺素 E 会抑制机体的免疫系统，给予维生素 A 则可以恢复机体的免疫活力。

★肿瘤患者在放疗、化疗过程中，在杀伤肿瘤细胞的同时又难免使正常细胞受到一定损伤，产生相当的毒副作用，如免疫功能下降、白细胞减少、消化道症状等，此时极易造成细菌感染，出现肺部感染等症状。因此，放疗、化疗过程中多食富含维生素 A 的食品对于提高免疫力、增加食欲、抑制癌细胞生长等均有益处。

✦ 维生素C有抗胃癌的作用吗

维生素C也是体内一种重要的抗氧化剂，在胃内有抗亚硝胺合成的作用，并有抗过氧自由基的作用。维生素C可以提高人体免疫力，促使白细胞更具有活力，直接攻击癌细胞，抑制癌细胞的生长和扩散，减轻癌症引发的疼痛感。

维生素C促进体内形成一种叫干扰素的物质。所谓干扰素，是指当细胞感染病毒时，在细胞内增殖的一种蛋白质。这种物质会扩散至未感染病毒的周围细胞，起到防止扩大感染作用。维生素C正是具有帮助细胞分泌干扰素、制造自然杀伤细胞、抵御病毒侵害的作用，所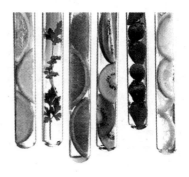以大量摄取维生素C，可以提高体内干扰素的合成能力，以阻止病毒的繁殖。

维生素C能增强细胞间质，从而包围癌细胞，甚至困死癌细胞，或者使癌细胞在瘢痕组织内无所作为。人体缺乏维生素C时，结缔组织就松散，癌细胞容易扩散并侵蚀正常细胞。

骨胶原是细胞与细胞间的连着剂。人体缺乏骨胶原，血管内壁的细胞与细胞间将剥落出血，便易受癌病毒感染和扩散。胶原蛋白不仅存在于血管内，任何组织都有胶原蛋白的存在。维生素C可以促进体内胶原蛋白的生成，强化细胞壁，并使各器官的骨胶原更坚强，从而可以防止癌病毒的侵害和癌细胞的扩散。

维生素C是一种较好的抗氧化剂，能清除体内的自由基，提高机体的免疫力，能够对抗多种致癌物质。国外研究中心提示，不吃新鲜

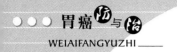

水果和蔬菜的人患胃癌的可能性高，冰岛地区的人们以鱼肉为主，很少吃到新鲜的蔬菜和水果，维生素 C 的摄入量少，而胃癌的发病率比其他地区明显增高。我国食管癌高发区普遍缺少新鲜蔬菜、水果。维生素 C 对预防胃癌和食管癌最为重要，也可预防口腔癌、喉癌、结肠癌、直肠癌，还可能预防肺癌和膀胱癌。根据已知维生素 C 在机体内的活动，提高机体维生素 C 水平对防癌有益。美国国立癌症研究所、美国肿瘤协会和美国科学院饮食、营养和防癌委员会明确建议增加食用富含维生素 C 的食物和蔬菜。

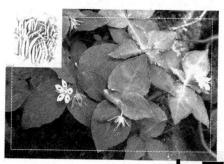
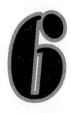

中医防治胃癌

 中医治疗胃癌的理论基础是什么

在中医看来，肿瘤的形成和发展，无非是正、邪两方面关系的变化。在正气强时，邪不能入侵，肿瘤也不会形成；当正气因种种原因而虚弱时，邪就能入侵，就能表现出种种变化。正邪交争反映在整个肿瘤形成、发展过程中。

邪的概念包括多种致病因子，从外界来的，称为外邪；从机体内部发生的称为内邪。致病因子致病以后，机体引起的种种变化以及症状表现大都也称之为邪。简单地归纳，邪大致为气滞、血瘀、热毒、湿、痰等。

从治疗角度看，凡是气滞，就用理气药；是血瘀，即用活血化瘀药；是热毒，即用清热解毒药；是湿邪或痰症，即用化湿药或化痰药。这些药物都是针对邪，以祛邪为目的使用的。

所谓正，即正气。其包括同遗传等而来的先天因素和成长过程中的饮食、锻炼、精神状态等所综合而成的后天因素。正气的不足，是肿瘤形成和发展的根本条件。邪气踞之，"积之成也"。

正气包括阴、阳、气、血几个方面。从患者的整体上来分，正气虚又有阴虚、阳虚、气虚和血虚。从每一个脏器来说，可表现为某一脏器的虚弱，如肺虚、脾虚等。无论是整体的虚弱或某一脏器的虚弱，都是肿瘤形成和发展的先决条件。因此，保护正气，扶养正气，在肿瘤的预防和治疗上都是重要环节。

在正气虚的基础上，即在先天、后天的某些环节上存在着不足、虚弱，结合了邪的入侵，形成了肿瘤前期状态和肿瘤。在肿瘤前期和肿瘤形成初期，可以看到正气虚弱的表现，但往往是轻微的，在这时，邪的表现一般不十分显著。治疗的重点以扶正为主。

随着邪的深入和发展，正气虽虚但不很严重，正邪的交争变得剧烈起来，肿瘤逐步发展，并且出现众多的症状和体征。这时，从临床上看，常以邪的表现为主。以气而言，在癌前期状态和肿瘤的早期，常表现为气虚。随着肿瘤的进一步发展，到了临床中期，气虚的表现已经不明显，而主要出现气滞的症候。气的运行不畅，又可导致血的运行失常，假如血在某一部位阻滞，就成为血瘀。肿瘤发展到这一时期，除了症候多种多样，还有舌象和脉象的各种变化。

肿瘤继续发展，病邪深入而愈烈，正气更为衰弱。临床上出现所谓正虚、邪实的情况。此时，治疗应以扶正祛邪为主，兼顾扶正和祛邪两个方面。病邪的再一步深入，临床上能看到的已是正气的极度虚弱的表现，而邪盛的征候已不可见。此时，肿瘤也往往是晚期或终末期。

✦ 中医如何进行胃癌分型

在古代中医文献中并无胃癌这一病名，但有胃癌症状的记述，如反酸、噎嗝、反胃、胃脘痛等。近30年中西医结合，特别是现在的各种检查手段为中医确诊胃癌提供了依据，但中医对胃癌的分型则与西医不同，系根据中医的特点，采用辨证分型。北京胃癌协作组将其分为以下6型。

肝胃不和型 胃脘胀满，时时作痛，窜及两胁，嗳气陈腐，呃逆呕吐，气逆。脉沉或弦细，舌质淡黄。

脾胃虚寒型 胃脘隐痛，喜按喜温，或朝食暮吐，暮食朝吐，面色苍白，肢冷神疲，便溏浮肿。舌淡而胖，苔白滑润，脉沉缓。

瘀毒内阻型 胃脘刺痛，心下痞硬，压痛刺痛，吐血便黑，皮肤甲错。舌质暗紫，脉沉细涩。

胃热伤阴型 胃脘灼热，口干欲饮，胃脘嘈杂，食后剧痛，纳差喜凉，五心烦热，大便干燥。脉滑细数，舌红少苔或苔黄少津。

痰湿凝结型 胸闷膈满，面黄虚胖，呕吐痰涎，腹胀便溏，痰核累累。舌淡滑，苔滑腻，脉滑或细濡。

气血双亏型 全身乏力，心悸气短，头晕目眩，面黄无华，虚烦不寐，自汗盗汗，甚至阴阳两虚。舌淡少苔，脉沉细无力。

小贴士

> 中医治疗胃癌的特点是：扶正和改邪相结合，治标和治本相结合、复方和偏方相结合、局部和整体相结合。

 ## 中医怎样辨证治疗胃癌

肝胃不和型 舒肝和胃，降逆止痛，以逍遥散及参赭培气汤为主加减。常用药物有柴胡、香附、木香、枳壳、厚朴、青皮、陈皮、川楝子、降香、白芍、旋覆花、代赭石、半夏、黄连、木瓜等。

脾胃虚寒型 温中散寒，健脾温胃，以理中汤加减。常用人参、白术、干姜、制附片、高良姜、红蔻、吴茱萸、松香、肉桂、制半夏、陈皮、丁香、荜茇等。

瘀毒内阻型 解毒祛瘀，活血止痛，以失笑散及膈下逐瘀汤加减。常用蒲黄、五灵脂、桃仁、红花、当归尾，赤芍、夏枯草、元胡、川楝子、三七、乌药、仙鹤草、侧柏炭、蛇蜕、干蟾皮等。

胃热伤阴型 清热解毒或养阴清热，以麦门冬汤或竹叶石膏汤加减。常用生石膏、寒水石、知母、花粉、沙参，麦冬、竹叶、玉竹、石斛、竹茹等，有实热时可加用大黄、芒硝等。

气血双亏型 补气养血，以十全大补汤加减。常用人参、黄芪、党参、白术、茯苓、当归、熟地、白芍、黄精、阿胶、何首乌等。

痰湿凝结型 化痰散结，温化中焦，以开郁二陈汤加减。常用苏子、莱菔子、贝母、南星、制半夏、海藻、牡蛎、苍术、白术、茯苓、夏枯草等。

> **小 贴 士**
>
> 辨证施治与抗癌中草药结合治疗胃癌也被一些医生采用，已发现喜树果、喜树皮、喜树碱均有抗癌作用，藤梨根、乌骨藤等也有抗癌作用。

胃癌术前和术后怎样选用中药治疗

手术治疗是治疗胃癌的主要手段。如能在术前和术后恰当采用中药治疗，疗效会明显提高。中医药为我国所特有的治疗手段，中药如何配合手术治疗为人们所关注。下面分别就术前及术后中药治疗的适应证和方剂介绍如下。

手术前的中药治疗 Ⅰ期胃癌由于肿瘤很小和局限，术前不用中药治疗；Ⅱ期胃癌术前准备阶段可服用中药；Ⅲ、Ⅳ期胃癌患者术前应选用中药治疗，不能手术者以中药及化疗为主。术前的用药根据辨证施治，一般

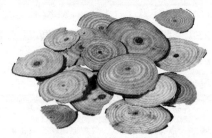

应有助于增加机体抵抗力，以便承受手术；另一方面应防止胃癌扩散，以扶正为主，佐以祛邪解毒，健脾和胃药物。常用扶正药物有黄芪、党参、陈皮、炒白术、茯苓、广木香、砂仁、焦三仙等；补气养阴药物有沙参、太子参、麦冬、玉竹等；祛邪解毒药物有半枝莲、白花蛇舌草、藤梨根、菝葜、蒲公英、七叶一枝花等。

手术后的中药治疗 Ⅰ期胃癌术后可短期内服中药，主要调理脾胃，恢复胃肠功能，促进术后体力恢复。Ⅱ期胃癌患者术后中药治疗1月左右，以调理脾胃，补气养血。Ⅲ期及Ⅳ期胃癌患者术后一定要坚持中药治疗2~3年以上。化疗时配合中药可增强疗效，减少毒副反应。一般术后4~7天内就可胃管或口服给药。常用药物有党参、白术、茯苓、甘草、干瓜蒌、木香、建曲、生黄芪、莱菔子、麦芽、麦冬、沙参等。

小 贴 士

治疗胃癌常用中药

功效	药物
补气养血	党参、人参、黄芪、当归、生地黄、熟地黄、白芍、阿胶、紫河车、鸡血藤
养阴生津	生地黄、元参、天冬、沙参、石斛、龟板、天花粉、黄精
调理脾胃	党参、白术、茯苓、山药、龙眼肉
滋补肝肾	枸杞子、女贞子、何首乌、仙灵脾、菟丝子、山萸肉
活血化瘀	桃仁、红花、三七、三棱、莪术、虎杖
软坚散结	夏枯草、海藻、昆布、木鳖子
化痰利湿、化痰散结	生半夏、生南星、白芥子、土贝母、菝葜
解毒	银花、山豆根、青黛、山慈菇、土茯苓、龙葵、半枝莲、半边莲、白花蛇舌草、喜树果、乌骨藤、狼毒

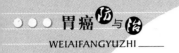
中药与手术治疗如何综合运用

手术切除一般仅适应于早期和中期患者，其适应范围有限，而且无法避免手术后的复发及转移。单纯的手术治疗多年来远期疗效未见明显提高，而手术后的综合治疗常可提高疗效。

中药与手术的配合包括三个方面：①手术前为手术切除做准备，改善患者的某些脏器功能，如肝功能、心功能等，以及改善患者体质；②手术后的短期内用中药，目的是恢复体质，改善和减轻手术后的某些不良反应；③手术恢复后长期应用中药，主要除改善体质外还可避免和减少复发、转移，提高远期疗效。

对于胃癌早期患者，如全身情况良好，肿瘤也彻底切除者，一般可以不必再服中药治疗。如患者手术后体质虚弱，或因手术中失血较多，而出现贫血，全身乏力，胃脘饱胀，食欲不振，口干咽干，舌燥等气阴两虚、脾胃不和等症时，可以给以益气养阴、健脾和胃之剂。常用药物有生黄芪、沙参、太子参、天冬、麦冬、石斛、玉竹、白术、茯苓、陈皮、法半夏、焦六曲、鸡内金、山楂、炒枳壳等。

中期患者，除一部分可行化疗外，不愿化疗者可加中药治疗，常用扶正培本和祛邪解毒并用。扶正培本药物主要包括以下三类药物：①益气养血类，适应于气血虚弱的患者，常用药有党参、太子参、红人参、黄芪、沙参、白术、茯苓、生当归、川芎、生熟地、赤白芍、阿胶、鸡血藤、三七粉等；②健脾和胃类，适应于脾胃虚弱及脾胃不和的患者，常用方有香砂六君子汤、消遥散、平胃散、保和丸等；③滋补肝肾类，主要适应于腰膝酸痛，或白细胞、血小板下降等症，常用的药有枸杞子、女贞子、何首乌、菟丝子、破故纸等。祛邪解毒药是胃癌治疗中根据中医辨证论治的原则常用的抗癌中药。

晚期患者由于肿瘤已有局部和远处转移，加之经手术后对机体的损伤，势必加重患者全身虚弱的程度，这类患者多见颜色萎黄、血气双亏之症。因此宜以扶正治疗为主，祛邪解毒为辅。扶正培本的及祛邪解毒药与中期患者的常用药物基本相同。

 ## 中医如何配合化疗治疗胃癌

胃癌的中医药治疗的原则是扶正祛邪。这里的所谓扶正就是通过调节人体阴阳平衡、气血、脏腑、经络功能平衡稳定以及增强患者机体，自身抗癌能力的方法。祛邪则是指消除肿瘤病灶或杀灭癌细胞和控制癌细胞的增殖等。视患者病情、机体机能状态、营养状态等不同，或先攻后补，或先补后攻，或攻补兼施，以达到提高疗效的目的。

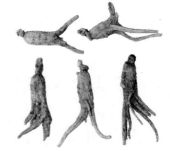

中医与化疗相结合是扶正祛邪、补攻兼施治疗原则的具体运用和体现，大致可分为两个阶段。①化疗药物治疗过程中的中医辅助治疗，这一阶段主要是利用中药的扶正调理作用来减少化疗药物对机体的毒副作用，稳定患者机体内环境，以及对某些药物起到增敏作用，以提高化疗的效果；②在每次化疗疗程结束与下一疗程开始之间的期间内，中药的应用主要是扶正祛邪兼顾，巩固化疗效果。

化疗药物应用后有毒副作用，主要表现为骨髓抑制和免疫功能抑制，其次为恶心、呕吐、腹痛、腹泻等消化道症状及对心、肝、肾功能的损害。中医认为，骨髓抑制与肾气受损有关，消化道症状表现为脾胃不和及脾气亏虚，伤及后天之本，而免疫抑制与脾、肾两脏损害有关。化疗反应主要是伤气耗阴的结果。中医治疗应以健脾补肾，益气养血为主。因此，胃癌化疗时，中医常用的健脾补肾药物有生黄芪、党参、白术、云苓、黄精、沙参、鸡血藤、女贞子、枸杞子、菟丝子等；和胃健胃药物有旋覆花、代赭石、党参、白术、云苓、陈皮、半夏、山药、黄精、焦三仙、鸡内金、砂仁等；益气养血药物有生黄芪、太子参、白术、云苓、当归、熟地、白芍、首乌、枸杞子、大枣等；扶正祛邪药物有生黄芪、党参、白术、云苓、陈皮、半枝莲、藤梨根、白英、龙葵、香茶花、肿节风等。

中医辅助化疗时，不仅可以减少化疗时化学药物对机体的毒副作用，稳定患者机体内环境的平稳，保护各脏器组织的正常功能。而且，还可提高化学药物的抑癌作用，增强机体的免疫功能。经过中西医结合的综合治疗，胃癌患者远期生存率较单纯手术和单纯化疗者明显提高，生存质量也较好，证明中西医结合治疗胃癌有其优越性。

✦ 中药如何配合放疗治疗胃癌

胃癌患者在放疗中常有一部分患者可出现不同程度的副作用，如放射性胃炎，常见症状有食欲减退、恶心、呕吐、腹泻、腹胀等。放射治疗时，胰腺部位受到大量的放射线照射，可引起胰淀粉酶升高及出现上腹部疼痛的急性胰腺炎或慢性胰腺炎症状。常见的还有全身乏力、精神不振、心慌、气短、咽干、舌燥、虚汗不止等。另外还可出现发热及白细胞降低。这些症状主要是由于放疗后机体内热毒过盛，津液受损，脾胃失调以及肝肾亏损所致。治疗原则以祛热解毒，生津润燥，凉补气血，滋补肝肾为主。常用的治疗药物有：

清热解毒 银花、连翘、山豆根、板蓝根、黄连、蒲公英等；

生津润燥 生地、元参、麦冬、石斛、天花粉、芦根等；

凉补气血 生黄芪、沙参、西洋参、生地、丹参等；

滋补肝肾 枸杞子、女贞子、何首乌、山萸肉、菟丝子、补骨脂等。

在放疗后应用中药治疗，可起到减轻不良反应、提高远期疗效，减少复发与转移等作用。